MÄNNERMANIEREN

MIX
Papier aus verantwortungsvollen Quellen
FSC® C012536
FSC
www.fsc.org

Gedruckt nach der Richtlinie des Österreichischen Umweltzeichens „Druckerzeugnisse“, Druckerei Theiss GmbH, Nr. 869

Karolina Leppert: Männermanieren

www.edition-a.at

Cover: Lukas Beck
Coverfoto: JaeHee Lee
Gestaltung: Hidsch
Lektorat: Sebastian Höllmüller

Gesetzt in der *Premiera*
Gedruckt in Europa

1 2 3 4 5 — 19 18 17 16

ISBN 978-3-99001-156-0

Die in diesem Buch beschriebenen Begebenheiten haben tatsächlich stattgefunden. Zum Schutz der Privatsphäre handelnder Personen und aus dramaturgischen Gründen wurden Namen, geografische Begriffe, zeitliche Abläufe und die Zuordnung bestimmter Begebenheiten zu bestimmten Personen teilweise geändert.

MÄNNERMANIEREN

Standpauke aus dem Rotlicht

Karolina Leppert

edition a

Pass mal auf, Bubi!

Ich hauche ihm noch einen Kuss zu und drehe das Schild außen an der Tür um. Der Tag lief bisher gut für mich, die Kunden gaben sich fast die Klinke in die Hand. Ich binde mir die Haare zu einem Zopf und gehe ins Bad, um mich frisch zu machen.

Kennst du diese Momente? Du kennst sie wahrscheinlich nicht genau so, weil du in einem anderen Fach arbeitest, aber du bist aus der gleichen Branche, also kannst du dir sicher vorstellen, was ich meine.

Im Bad lasse ich das heiße Wasser den Schweiß und andere Körperflüssigkeiten von meiner Haut spülen. Ich genieße dieses Gefühl, nach getaner Arbeit allein unter der Dusche zu stehen. Am liebsten ist es mir so wie jetzt, wenn meine Haut noch sensibel ist, gleich nachdem ein Kunde gegangen ist.

Es geht mir nicht darum, mich möglichst schnell zu reinigen. Schon gar nicht will ich Schuld wegwaschen, denn ich empfinde keine. Ich liebe meinen Beruf. Ich mag Sex, das Zusammenspiel zweier Körper, die Intimität ohne Romantik. Ich mag dieses pure Handwerk, das auf seine Art Kunst sein kann. Mir sind die therapeutischen Elemente dieses Handwerkes bewusst und ich habe dabei immer das Gefühl, auf einfache Art gutes Geld zu verdienen.

So stehe ich mit pochenden Schläfen unter dem heißen Wasser, bin zufrieden und denke an gar nichts. Da höre ich draußen ein Geräusch. Es klingt, als hätte jemand die Tür geschlossen. Anscheinend habe ich vergessen, sie zu versperren. Ich steige aus der Dusche und wickle mich in ein Handtuch. In dem Raum, in den durch das kleine Fenster die Abenddämmerung sickert, sitzt ein junger Mann mit viel zu großer Kappe auf dem Bett. Er kann kaum älter als achtzehn oder neunzehn sein. Das Bett ist noch in dem Zustand, wie ich es mit meinem letzten Kunden verlassen habe. Ich herrsche ihn an. »Was machst du da?«

Seine Kappe sieht aus, als hätte er sie nicht richtig aufgesetzt, sondern nur vorsichtig auf den Kopf gelegt, als würde sie bei einer jähen Bewegung herunterfallen. Seine Hose ist viel zu weit und dazu trägt er ein enges weißes T-Shirt. Er sieht idiotisch aus. »Kannst du nicht lesen?«, sage ich zu ihm.

Er steht auf und grinst mich an. Wahrscheinlich will er sexy und selbstsicher wirken.

Ich brauche dich nicht zu fragen. Ich bin sicher, dass du sie kennst, diese Typen, die sexy und selbstsicher wirken wollen, dabei wie Idioten aussehen, und gegen die du trotzdem nichts hast, zumindest nicht deshalb.

Er hat inzwischen darauf vergessen, zu grinsen. »Eh, was?«, sagt er.

»Draußen, das Schild neben der Tür«, sage ich zu ihm. »Was steht darauf?«

Er verzieht sein Gesicht.

Anscheinend kann er nicht glauben, was er hört. »Das is' mir egal«, sagt er. »Du bist eine Schlampe. Du machst, was ich sag', und ich sag', wir ficken jetzt.«

Seine eigenen Worte scheinen ihm Mut zu machen. In etwas versöhnlicherem Ton fügt er hinzu: »Du bist so geil, wow. Aber du bist zu frech. Ich zahl' dir sicher nicht den vollen Preis.«

Ich verdrehe die Augen. »Jetzt pass mal auf, Bubi«, sage ich. »Wenn da draußen »besetzt« steht, dann heißt das etwas. Es heißt, dass du warten musst, bis ich das Schild auf »frei« drehe. Wenn du keine Lust zu warten hast, verziehst du dich. Dass du trotzdem hereinkommst und dann auch noch den Preis verhandeln willst! Kannst dir das Taschengeld, das dir deine Mama gibt, sonst wohin stecken. Weiß deine Mama überhaupt, was du mit ihrem Geld machst, Gangster?«

Er fängt zu stammeln an. »Meine Mutter darf das nicht wissen«, sagt er.

»Dann halt den Mund und benimm dich gefälligst wie ein zivilisierter Mensch«, sage ich und deute zur Tür. »Jetzt raus mit dir und warte, bis wieder frei ist.«

Der Flaum über seiner Oberlippe zittert. Er stapft aus dem Zimmer.

Fünfzehn Minuten später bin ich fertig geduscht und geschminkt und das Zimmer ist wieder sauber und ordentlich. Als ich die Tür öffne, um das Schild auf »frei« zu drehen, steht der Junge draußen. Er hält seine Kappe in der Hand. »Komm rein«, sage ich. Er trottet durch die offene Tür.

Ich habe so oder so nichts gegen ihn, aber warum eigentlich nicht gleich so, denke ich. Warum muss er mich zuerst eine Schlampe nennen und den Macho spielen? Pure Unsicherheit? Ich bin seit fünfzehn Jahren in der Branche, seit damals, als ich als kaum erwachsenes Mädchen in die Landdiskos gegangen bin und festgestellt habe, dass es einen Unterschied zwischen Sex aus Liebe und Sex einfach so gibt, dass mir Sex einfach so Spaß macht, dass ich Geld dafür kriegen kann und dass es, wenn ich Geld dafür kriege, ein Beruf ist, der sich nicht wie Arbeit anfühlt. Aber »Schlampe« und »du machst, was ich sag', und ich sag', wir ficken jetzt«? Als ich angefangen habe, war das noch nicht so.

Die Vergangenheit hat gegenüber der Gegenwart den Glanz des Verklärten, denke ich, die Jungs waren auch damals schon unsicher und vielleicht haben sich ja nur meine Ansprüche geändert. Aber waren schlechte Manieren wirklich immer schon normal? So normal, dass ich Frechheiten sogar süß finden konnte, wenn der Typ, der sie von sich gibt, nur harmlos genug ist? Haben die Typen nicht früher besser kapiert, dass sie mehr für ihr Geld kriegen, wenn sie sich besser benehmen?

Weißt du, was ich meine?

Auf eine Melange in Wien

Als Mariella mit ihrer Geschichte fertig ist, nimmt sie einen Schluck von ihrer *Wiener Melange*. Wir sitzen in einer Fensterloge des Café *Mozart*, gegenüber der Albertina, es ist später Vormittag und draußen scheint die Sonne. Das Café gehört zum Reich der Wiener Cafetiers-Familie Querfeld, die alte Kaffeehäuser mit eleganter Gastlichkeit in die Gegenwart versetzt, ohne ihnen ihr Flair zu nehmen.

Wegen seiner Nähe zu großen Anwalts- und Wirtschaftsprüferkanzleien, Finanzunternehmen und Kommunikationsagenturen sind viele Gäste des Cafés Geschäftsmänner. Doch selbst ein geschneiderter Anzug und polierte Schuhe können das innere Kind eines Mannes nicht verbergen, wenn man einmal weiß, wo man hinsehen muss. Ich hoffe, dass wenigstens ein paar der Männer Mariellas Geschichte und ihr Resümee mitgehört haben und ich weiß natürlich, was sie meint.

Ich bekam erst gestern, ehe ich aus Berlin abreiste, wieder einen dieser Anrufe. Keine Begrüßung. Der Anrufer nannte keinen Namen, nicht einmal einen falschen. »Was kostest du?«, sagte er nur. »Wie groß sind deine Titten?«

Sein Deutsch klang vornehm. Ich fragte mich, was wohl seine eigene Mutter, die Mutter seiner Kinder oder seine Kinder selbst von ihm hielten, könnten sie ihn so reden hören. »Ich vermute, Sie haben sich verwählt«, sagte ich.

»Du bist doch Karolina?«

»Die bin ich. Aber was veranlasst Sie, mich zu duzen? Habe ich es Ihnen erlaubt? Kennen wir uns etwa?«

Mein Anrufer ließ sich davon nicht abschrecken und machte gleich noch einen Fehler. Einen, den ich nicht mehr akzeptiere. »Wie viel kosten Sie?«, fragte er.

Prostituierte sind Frauen, die eine Dienstleistung anbieten. Männer können die Dienstleistungen kaufen, aber nicht die Frau, denn Frauen sind keine Ware. Das schien er nicht zu verstehen, was nicht nur dumm, sondern auch ausgesprochen unhöflich war. Ich hatte genug und legte auf.

Mariella hätte sich schwerer getan, die Höflichkeitsform in der Anrede einzufordern. Sie arbeitet vor allem in Laufhäusern. Das heißt, sie mietet beim Besitzer des jeweiligen Laufhauses ein Zimmer und bietet darin ihre Dienstleistungen an. Ihr Repertoire ist groß. Geschlechtsverkehr in allen Variationen, zudem hat sie sich in ein paar Spezialgebieten einen Namen gemacht. Zum Beispiel im *Pegging*. Dabei vögelt die Frau den Mann mit einem *Strap-on* Dildo, den sie sich umschnallt, in den Arsch. Außerdem macht sie *Face-sitting,* Prostatamassage, Fußerotik, Brustwarzenstimulation und Rollenspiele, und sie ist Fetisch-Spezialistin. Zu unserem Treffen war Mariella gerade von einem *Looning-*Kunden gekommen, also von einem der Männer, die das Geräusch der Reibung von Körperteilen an einem aufgeblasenen Luftballon oder Schwimmreifen zur Stimulation brauchen. Sie musste mit den Fingernägeln über einen Ballon kratzen und der Mann kam, als der Ballon platzte. »Pop«, sagte er dabei.

Hätte Mariella bei ihrer Version unseres Jobs ein »Sie« verlangt, hätten sie ihre Kolleginnen und Kunden ausgelacht, ganz abgesehen davon, dass es nicht zu ihrer rustikalen Art gepasst hätte. Doch bei mir ist das etwas anderes. Als ich mich vor zwanzig Jahren von Nürnberg auf den Weg ins wiedervereinte Berlin machte, hatte ich noch keine Ahnung, dass ich dort nach einiger Zeit mein vermeintlich »bürgerliches Leben« aufgeben würde. »Bürgerliches Leben« unter Anführungszeichen, weil sich die Frage stellt, was ein bürgerliches Leben bedeutet. Für mich bedeutet es, Verantwortung zu übernehmen, den eigenen Verpflichtungen, sowohl den wirtschaftlichen als auch den menschlichen, nachzukommen und pfleglich mit Mitmenschen umzugehen. Idealerweise sollte jemand sich und seine Wohnung sauber halten und sich um gute Manieren bemühen. Insofern blieb mein Leben bürgerlich, bloß mein Beruf wurde, sagen wir einmal, etwas unorthodox.

In einer Zeitung entdeckte ich einen Bericht über die Beratungsstelle *Hydra*. *Hydra* berät Frauen, die in der Prostitution arbeiten und dabei Probleme haben. Ich wollte wissen, worauf ich, wenn ich da einsteigen würde, achten musste, um gesetzeskonform zu handeln. Derartige Anfragen waren bei *Hydra* damals noch selten, weshalb das Gespräch etwas verwirrend verlief:

»Sie wollen wirklich Prostituierte werden?«

»Ja.«

»Haben Sie Schulden?«

»Nein.«

»Setzt Sie jemand unter Druck? Sie können es mir sagen.«

»Nein.«

»Dann machen Sie doch zuerst eine Therapie.«

Die Beraterin war durchaus kompetent, bloß konnte sie sich einfach nicht vorstellen, dass ich aus Neugierde und eigenem Willen diese Branche kennenlernen wollte.

Ich fragte mich trotzdem, ob ich Sex für Geld machen könnte. *Hydra* schickte mich schließlich in ein Bordell, wo ich beobachten konnte, wie es lief. Mich störte vor allem eine Sache: Um einen Anrufer auch wirklich als Kunden zu gewinnen, strengten sich die Frauen schon am Telefon an. Sie gurrten in einer Mischung aus vulgären Tönen und Diminutiva. »Bist du der geile Peter mit dem geilen Schwänzi?« So klang das dann.

Nach einigen Gesprächen mit Prostituierten wuchsen auch meine Zweifel weiter. So wie sich manche Männer benahmen, war ich wahrscheinlich doch die Falsche dafür. Ich entschied mich auch in Berlin zunächst wieder für einen sogenannten bürgerlichen Job, bis ich eine Domina kennenlernte.

Das war genau, was ich machen wollte. Mich hatte schon immer die wachsende Kumpelhaftigkeit zwischen den Geschlechtern gestört und nun würde ich zur Begrüßung einen Handkuss verlangen können und wenn ein Mann es falsch machte und seine Lippen meine Hand berührten, würde ich ihn dafür bestrafen können. Ich konnte statt des Handkusses auch einen Kniefall verlangen und der Mann müsste die Spitzen meiner High Heels küssen. Dafür würde ich dann auch noch Geld bekommen. Wunderbar, dachte ich.

Seither biete ich vor allem klassische Dominanz, Rollenspiele wie Gouvernanten- und Fesselspiele und *Japan-Bondage* an.

Wenn ich von meinen Kunden die Höflichkeitsform verlange, können sie das »Sie« als Teil des Spiels betrachten, obwohl es das eigentlich für mich nicht ist. Ich finde es schade, dass das gute alte »Sie« immer antiquierter wird. Mit Rechtsanwälten oder Steuerberatern sind wir noch per »Sie«, doch im allgemeinen Umgang miteinander duzen wir einander bereits alle, was dem »Du-Wort« seinen Charakter der Privatheit nimmt. Das »Sie« hat auch etwas Reizvolles. Ich mag zum Beispiel die französischen Liebesgeschichten, in denen sich sogar Paare siezen und damit eine Distanz schaffen, die sie vor der verhängnisvollen Kumpelhaftigkeit zwischen Männern und Frauen schützt.

Nach dem erwähnten Telefonat mit dem Dann-doch-nicht-Kunden wurde mir zum ersten Mal richtig bewusst, um wie viel schlechter die Manieren der Männer in den vergangenen Jahren geworden waren.

Zuerst fragte ich mich noch, ob sie früher wirklich besser gewesen waren, oder ob ich sie nur besser in Erinnerung hatte. Doch dann fielen mir die Gespräche mit Kolleginnen in Berlin auf, die ich besonders oft führe, seit ich als ehrenamtliche Vorstandsfrau von *Hydra* fungiere. Wir redeten dabei oft über die schlechten Manieren der Männer. Ich hatte noch die Worte einer Kollegin aus Potsdam im Ohr:

Die verlangen jetzt ganz selbstverständlich Sachen, für die ich ihnen vor ein paar Jahren noch eine geknallt hätte, und sie tun es nicht einmal höflich.

Früher benahm sich ab und zu ein Kunde daneben, inzwischen sind schlechte Manieren der Standard.

Es sieht so aus, als würde die Gesellschaft Frauen gegenüber nur vordergründig immer liberaler, während sich die Respektlosigkeit durch die Hintertür einschleicht, weil unter der korrekten Oberfläche genau die umgekehrte Entwicklung stattfindet.

Ich sehe Mariella an. Ihre Figur wirkt, als wären keine zwei Jahre vergangen, seit sie in den Landdiskos ihre Einstellung zur Sexualität entdeckte. Sie ist immer noch zierlich wie ein kaum erwachsenes Mädchen und auch die langen brünetten Haare und das wilde Funkeln in ihren schwarzen Augen hatte sie wohl schon damals. Bloß ihre Tattoos waren früher wahrscheinlich weniger und damals haftete ihr bestimmt noch nicht dieses spezielle Charisma an, das kluge Prostituierte irgendwann entwickeln. Sie strahlen eine Abgebrühtheit aus, die gleichzeitig hart, dunkel, locker und gefühlvoll wirkt.

Ich bin deutlich älter als sie und wohl eher als sie verführbar für den Gedanken, dass früher alles besser war. »Mariella«, sage ich, »bist du sicher, dass die Manieren der Männer schlechter geworden sind, oder bilden wir uns das vielleicht nur ein?«

»Es gibt schon auch die anderen«, sagt Mariella.

Der Kellner wirft uns im Vorbeigehen einen fragenden Blick zu. Ich winke ihn herbei und wir bestellen zu essen. Um uns herum klappern die Kaffeelöffel und mitten in diesem Kaffeehausgemurmel erzählt Mariella weiter. »Einmal gehe ich zu einem Kunden …«

Es gibt auch Gentlemen

... von dem ich nicht das Beste erwarte. Der Stimme nach ist er jung, ich soll aber zu ihm nach Hietzing kommen, in diesen Wiener Stadtteil mit den hübschen Häusern mit viel Grün drum herum. Ein Schnösel, denke ich. Geld oder Absteige oder beides von den Eltern, sonst wohnt einer in seinem Alter nicht hier, und Schnösel bleiben oft ihr Leben lang auf dem Niveau postpubertär und Taschengeld von irgendwem.

Der Kunde will *Jeans-sitting*. Ich habe kein Problem mit Fetischen, ich kenne sie längst alle. Es gibt Männer, die gerne zusehen, wie ich Plastikbälle aus meinem Arschloch ploppen lasse, andere stehen auf *Petplay* und ich führe sie an der Leine im Beserlpark Gassi. Wieder andere stehen auf Windeln. Entweder sie tragen eine und ich wickle sie, oder umgekehrt. Ich sehe sexy aus in *Pampers*. Die für die großen Babys passen mir gerade noch am letzten Zacken des blauen Klebebandes. Und dann gibt es eben auch *Jeans-sitting*.

Ich finde es heuchlerisch, sich über Fetische lustig zu machen. Als Spezialistin weiß ich, wie viel Prozent der

Männer einen haben. Es sind hundert. Hundert Prozent der Männer haben einen Fetisch. Nur wenigen gelingt es, ihn in ihrer Beziehung auszuleben, einige gehen zu Prostituierten und die meisten verdrängen ihn einfach.

Wenn ich mit einem Mann über Fetische spreche, nickt er entweder mit dem Blick nach innen oder er sagt: »Hundert Prozent? Kann schon sein, dann bin ich eben die Ausnahme.« So einen frage ich dann, auf welchen Typ Frau er steht und auf welche Damenunterwäsche. Jedem fällt dazu etwas ein und da fängt es an. Da fängt die Welt der Fetische an, die so abenteuerlich und schräg ist, wie sie sich nicht einmal die Erfinder von »Star Wars«, »Herr der Ringe« oder »Harry Potter« ausdenken könnten. 99 Prozent der Dinge, die ich schon gemacht habe, wären mir nicht im Traum eingefallen und ich ziehe die Grenzen nur dort, wo Kunden etwas amputiert oder zugenäht haben wollen. Ich tue nichts, das bleibende Schäden hinterlässt, selbst wenn der Typ mir seine Füße zeigt, auf denen insgesamt nur noch fünf Zehen sind, oder die Narben ums Arschloch, weil er es sich schon dutzende Male zunähen hat lassen.

Jeans-sitting ist ein einfacher Job. Ich komme in Jeans, nehme das Geld, er legt sich rücklings aufs Bett oder auf den Boden. Ich setze mich, so wie ich bin, auf sein Gesicht, plane meine Steuererklärung, mein Wochenende oder wann ich wieder einmal meine Eltern besuchen könnte und nach einer Weile gehe ich wieder.

Der Kunde in Hietzing will noch ein bisschen Drumherum. Ein Rollenspiel. Er will, dass es eine Art Überfall ist. Ich soll mit einer Zweiten kommen und wir sollen ihn zur Rede stellen. Wir sollen so tun, als hätte er uns Geld gestohlen.

Ich habe auch nichts gegen Rollenspiele und ich finde keines peinlich. Nicht einmal das, bei dem ein Mann für seinen kleinen Schwanz verspottet werden will. Ich war gerade bei so einem. Wir mussten gleich zu zweit kommen und ihn verspotten. »Kleines Zumpfi, kleines Zumpfi«, riefen wir, während der onanierte, dabei war sein Schwanz gar nicht so klein.

Ich finde nicht einmal das Rollenspiel von dem siebzigjährigen Kunden peinlich, der regelmäßig fünf von uns zu seinen Partys einlädt. Sie müssen einfach nur herumstehen und auch hinterher hat er mit keiner von ihnen Sex. Wenn die Gäste gegangen sind, müssen sie für ihn durch den Raum laufen oder kriechen. Immer die, auf die er mit seinem Finger zeigt, muss genau in dem Moment, in dem er »Peng« sagt, umfallen, als wäre sie tot. Warum nicht, wenn ihm das gefällt? Naja, dir muss ich ja nichts erzählen.

Ich entscheide mich bei der Zweiten, die ich zu dem *Jeans-sitting*-Termin mitnehme, in einer schwachen Minute für eine Nachwuchskraft, die nicht so richtig ins Geschäft kommt. Jenny. Ich will ihr eine Chance geben, dabei hat es einen Grund, warum sie nicht ins Geschäft kommt. Sie ist etwas dumm. Zum Beispiel nannte sie sich wegen eines Songs von Falco »Jenny«. Als ihr jemand sagte, dass Falco nicht von einer Jenny, sondern von einer Jeanny singt und dass der Song kein Liebeslied ist, sondern ein Mädchenmörder Jeanny erwischt, war sie ganz deprimiert.

Mit Jenny gehe ich also zu dem Kunden in Hietzing, auf dem Weg erkläre ich ihr, wie es ablaufen soll. Dort angekommen hämmere ich also gegen die Tür, dränge ihn hinein, verlange unser Geld zurück, werfe ihn rücklings aufs Bett und setze mich auf sein Gesicht. Dann winke ich Jenny, der ich alles vorher erklärt habe, die aber trotzdem ihr Leben nicht mehr versteht. Zum Glück setzt sie sich schließlich doch in Bewegung und ich bedeute ihr, sich wie ausgemacht auf seine Beine zu setzen und seine Taschen nach dem Geld zu durchsuchen, das er uns angeblich gestohlen hat. Das tut sie auch und als sie damit fertig ist, sitzen wir so da. Ich angle mir die Fernbedienung für den Fernseher und habe Glück: »Die Simpsons« laufen.

Doch statt eine halbe Stunde in aller Ruhe »Simpsons« zu schauen, kriegt Jenny sich nicht ein. Sie macht mir Zeichen und verzieht das Gesicht. Ich denke, die prustet gleich los. Ich schalte den Fernseher wieder ab, aber es ist schon zu spät. Jenny kichert wie ein aufgedrehter Teenager.

Ich lege einen Finger auf die Lippen und will ihr in die Augen sehen, finde aber ihren Blick nicht, weil sie ganz irre ist. Wenn ich jemandem in einer Sache helfe, in der er überfordert ist, gebe ich ihm keine Chance, sondern ich schade ihm eher, denke ich, und der Sache sowieso. Aber der Kunde, auf dessen Gesicht ich sitze, rührt sich nicht.

Als eine halbe Stunde um ist, steht er auf. Seinen Blick finde ich schon, er ist ernst und vornehm. Ich biete ihm an, einen Teil der Summe zurückzuzahlen, aber er runzelt nur die Stirn, als wüsste er nicht, wovon ich spreche.

Er ist kein Schnösel. Er ist ein Mann mit einem Fetisch, von dem er weiß, dass ihn viele lächerlich finden. Er weiß auch, dass wir beide nicht zu diesen vielen gehören dürften, aber Vorwürfe scheinen keine Kategorie für ihn zu sein. »Danke«, sagt er, »darf ich euch ein Taxi rufen?«

Er sagt es auf so eine Art, dass ich mich wegen Jennys Fehler nicht einmal schlecht fühlen kann und so etwas muss einer erst hinkriegen. Das hat Klasse. Dieser Mann hat wirklich Manieren.

Aber diese Sache ist schon lange her. Damals hat Falco fast noch gelebt. Sie ist mir bloß in Erinnerung geblieben, weil sie so eine Ausnahme ist. Ich mag auch die anderen Kunden, aber bei den meisten denke ich lieber nicht so genau über ihre Manieren nach.

Der Kunde damals zum Beispiel, den wir wegen seines Schwanzes auslachen mussten, roch wie ein Würstelstandverkäufer nach einer Zwölf-Stunden-Schicht. Ich kann damit leben, aber ich selbst dusche gründlich, wenn ich nur zu einer Massage oder zum Arzt gehe. Ich dusche, verwende eine Lotion und sorge dafür, dass ich gut rieche. Und die gehen zu einer Prostituierten und tun – nichts? Weißt du, was ich meine?

Dann das mit den Fetischen. Solange einer dafür bezahlt, ist es mir egal, wenn er gerne zusieht, wie ich Plastikbälle aus meinem Arschloch ploppen lasse. Ich freue mich, wenn es ihm gefällt. Es ist nur immer die

Frage, wie einer seine Wünsche äußert. Die tun jetzt alle so, als wäre alles ganz normal. Wenn du sagst »das mach ich nicht«, fangen sie zu diskutieren an. Wenn du sagst, dass diese Diskussion schon viele geführt haben und dass sie für alle fruchtlos war, versuchen sie es erst recht.

Oder der Kunde mit der Fingerpistole, dessen Fetisch ja irgendwie süß ist. Der bucht dich und schickt dich hinterher wieder weg, als wärst du ein Plastikding von *Rent a Toy*.

Kunden, die denken, sie könnten sich bei uns alles erlauben, gab es schon immer und wird es immer geben. Bloß waren sie früher Ausnahmen und sie hatten einen Namen: Wir nannten sie Arschlöcher.

Ich bin nicht der Typ, der so leicht unter irgendetwas leidet, aber es stimmt. Die Manieren der Männer sind schlechter geworden. Es wäre höchste Zeit, dass ihnen einmal jemand eine Standpauke hält.

Das wäre doch etwas. Wir stellen uns hier in Wien in die Kärntner Straße oder bei euch in Berlin auf den Kurfürstendamm, mit so einem kleinen zusammenklappbaren Podest, und dann legen wir los.

So auf die Art:

Jungs, wir mögen euch ja, aber wir würden euch noch etwas mehr mögen, wenn ihr euch besser benehmen würdet. Ihr seid unhöflich und grob, ihr akzeptiert keine Grenzen und manchmal stinkt ihr.

Alle diese Sachen.

Das wäre doch fällig, findest du nicht?

Hinter der Maske der Männer

Der Kellner hat mit unserem Mittagessen inzwischen zwei Runden gedreht. Das erste Mal kam er vorbei, als Mariella über die Plastikbälle sprach und das zweite Mal bei ihrem Satz »Wir nannten sie Arschlöcher«.

Mariella hat eine deutliche Stimme, zumal dann, wenn sie in Schwung ist. Doch es stört mich nicht, dass andere unser Gespräch mithören können. Ich finde es gut, wer wir sind und was wir tun und wenn jemand damit ein Problem hat, muss er selbst damit fertig werden.

Mein Weg bis an diesen Punkt war mühevoll genug. Ich komme aus einem Haus mit konservativen Wertvorstellungen. Für meine Mutter gab es gute und schlechte Frauen, aber nur gute Männer. Die allesamt guten Männer tobten sich mit den schlechten Frauen aus, während sich die guten Frauen aber zu bewahren hatten. Die vermeintlich guten Frauen kamen mir allerdings immer unzufrieden vor und ich hätte gerne gewusst, wie sich die vermeintlich schlechten fühlten, aber solche gab es in unserem Umfeld nicht. Vielleicht deshalb musste ich erst selbst durch ein bürgerliches Leben mit Heim und Familie, ehe ich in Berlin als Domina bei mir selbst ankam: Nach meiner Lehrzeit baute ich mir mein eigenes Studio auf. Berlin hörte in der Wahrnehmung der Westberliner beim Gendarmenmarkt auf und gerade deshalb schien mir Ostberlin ein aufregender unerschlossener Ort voller Möglichkeiten zu sein. Der perfekte Ort für mich. Mein richtiges, mein freies Leben begann.

»Einmal geröstete Knödl mit Ei für die junge Dame und einmal Backhendlsalat für die noch jüngere Dame«, flötet der Kellner, während er beides schwungvoll vor uns abstellt.

Ich sehe mich nach den feinen Herren in unserer Umgebung um. Zumindest ein Teil von Mariellas Ausführungen wäre für sie laut genug zum Mithören gewesen, aber wir sind jetzt von Touristen umgeben, die Mozarts Würstelteller, Altwiener Suppentopf oder überbackene Schinkenfleckerl essen. »Ich glaube, du hast die Männer von den Nebentischen vertrieben«, sage ich zu Mariella.

Ihr Gesicht ist noch immer gerötet. »So sind sie«, sagt sie. »Sie wollen nichts hören.«

Sie streut etwas Pfeffer über ihre gerösteten Knödel mit Ei. »Es würde mich wirklich interessieren, warum die Manieren der Männer wieder schlechter werden«, sagt sie dabei. »Weißt du das?«

Ich nicke, während ich die Pfeffermühle entgegennehme. Es hat sich so einiges verändert in den vergangenen zwanzig Jahren und die Dinge sind nach wie vor in Bewegung.

Während wir essen, muss ich an das »Lamento« denken, das Kurt Tucholsky, ein aus meiner Heimatstadt Berlin stammender Autor, den Männern widmete:

Der deutsche Mann
Mann
Mann
das ist der unverstandene Mann.
Er hat eine Aufgabe und er hat eine Pflicht.
Vielleicht auch einen Sitz im Oberamtsgericht.
Auch hat er auch eine Frau – das weiß er aber nicht.
Er sagt: »Mein liebes Kind ...«, und ist sonst ganz vergnügt -
Er ist ein Mann. Und das
genügt.

Der deutsche Mann
Mann
Mann
das ist der unverstandene Mann.
Der deutsche Mann
Mann
Mann
Die Frau versteht ja doch nichts von dem, was ihn quält.
Die Frau ist dazu da, daß sie die Kragen zählt.
Die Frau ist daran schuld, wenn ihm ein Hemdknopf fehlt.
Und kommt es einmal vor, daß er die Frau betrügt:
Er ist ein Mann. Und das
genügt.
Der deutsche Mann
Mann
Mann –
das ist der unverstandene Mann.
Er gibt sich nicht viel Mühe, wenn er die Frau umgirrt.
und kriegt er nicht die eine, kommt die andere angeschwirrt.
Daher der deutsche Mann denn stets befriedigt wird.
Hauptsache ist, daß sie bequem und sich gehorsam fügt.
Denn er ist Mann. Und das
genügt.

Der deutsche Mann
Mann
Mann –
das ist der unverstandene Mann.
Er flirtet nicht mit seiner Frau. Er kauft ihr doch den Hut!
Sie sieht ihn von der Seite an, wenn er so schnarchend ruht.
Ein kleines bißchen Zärtlichkeit – und alles wäre gut.
Er ist ein Beamter der Liebe. Er läßt sich gehn.
Er hat sie doch geheiratet – was soll jetzt noch geschehn?
Der Mensch, der soll nicht scheiden, was Gott zusammenfügt.
Er ist ein Mann. Und das
genügt.

Kurt Tucholsky starb vor mehr als achtzig Jahren und so klingt das Gedicht für mich auch. Es erinnert mich an meine Jugend und an meine Zeit als junge Frau. Es war eine enge Welt damals, in der es nur eine einzige Rolle für uns gab. Frau zu sein bedeutete, Frau eines Mannes zu sein. Alles andere hätte den großen Bruch bedeutet.

Jetzt ist die Rolle der Frau an einem Punkt, den ich mir in meiner Kindheit und Jugend nie erträumt hätte. Kein Mädchen muss sich heute noch die Vorstellungen anhören, die ich noch mühsam hinterfragen und in ihre Bestandteile zerlegen musste und erst jenseits der Vierzig richtig überwinden konnte. Frauen haben jetzt nicht mehr die bessere Hälfte von etwas zu sein, sie funktionieren auch allein. Es gibt keine eindeutige Rolle mehr für sie, sondern sie können wählen.

Das hat auch Nachteile. Es hält uns keiner mehr die Tür auf, aber damit lässt sich leben. Uns Frauen geht es besser.

Und den Männern? Den Punkt, an dem ihre Rolle jetzt ist, hätte ich mir in meiner Jugend auch nie träumen lassen. Sie helfen bei der Hausarbeit, holen die Kinder ab, die Jüngeren gehen in Elternteilzeit und einige gendern brav jede E-Mail. Doch wenn sie an ihren Stammtischen reden, klingen sie noch immer, als hätte sich Tucholsky eben vom Nebentisch erhoben, um zuhause sein »Lamento« zu schreiben.

> Hauptsache ist, daß sie bequem und sich gehorsam fügt.
> Denn er ist Mann. Und das
> genügt.

Jetzt sind sie es, die Masken tragen, und dank meines Berufes habe ich ständig Gelegenheit, einen Blick dahinter zu werfen. Schließlich setze ich sie ungewöhnlichen Situationen aus. Ich lasse sie zum Beispiel frei in der Luft schweben. Mit der richtigen Technik ist dieses Schweben schmerzfrei. Männer können dabei abschalten und meditieren, während sie bewegungsunfähig im Raum hängen.

Oder ich schicke sie auf eine Reise in die Vergangenheit. Dann bin ich eine Gouvernante, eine von früher, mit Bleistiftrock, strenger Bluse, schwarzen Strümpfen und steifen Pumps, und ich habe Dinge von früher dabei, einen Teppichklopfer, einen Kochlöffel oder einen Rohrstock. Statt im Raum schweben die Männer dann durch die Zeit und den Schmerz.

Meine Kunden erlauben mir bei ihren ersten Besuchen meist nur zaghaft, in ihr Innerstes, in ihre Fantasien zu blicken. Erst wenn sich ein Vertrauensverhältnis aufgebaut hat, öffnen sie sich mir allmählich, ganz wie bei einer Psychotherapie.

Ich weiß trotzdem nicht genau, was sie hinter ihrer Maske verbergen. Es hat wohl etwas mit den in ihrem Hormonhaushalt entstehenden Impulsen und ihren von der Evolution geprägten archaischen Reaktionsmustern zu tun, aber was das alles zusammenhält, ist mir trotz aller Erfahrung oft ein Rätsel.

Nur eines weiß ich genau und das finde ich beunruhigender, als den bloßen Umstand, dass sie eine Maske tragen: Sie haben es vergessen. Sie wissen selbst nicht mehr, was sie hinter ihren Masken verbergen. Sie haben sich von sich selbst entfremdet. Während die Frauen ihre Rolle aktiv neu definieren und dabei mit ihrem wahren Selbst in Einklang bringen, schludern die Männer so vor sich hin. Je genauer die Frauen wissen, wer sie sind, desto weniger wissen es die Männer von sich und in einer Gesellschaft der alleinerziehenden Mütter fehlen ihnen die Vorbilder, die es ihnen zeigen könnten.

Die neue Rolle der Männer ist deshalb in Wirklichkeit ein Schlamassel. Das Schlamassel von Menschen, die nicht wissen, wer sie sind und was sie wollen, in seiner kollektiven Version.

Die schlechter werdenden Manieren der Männer sind deshalb im Kern die Folge einer fundamentalen Planlosigkeit im Hinblick auf ihre Geschlechterrolle. »Die Männer wissen nicht mehr, wer sie sind«, sage ich zu Mariella. »Das ist ihr eigentliches Problem.«

»Kann sein, dass du recht hast«, antwortet sie.

Fundamentale Planlosigkeit schafft Raum für jemanden, der sagt, wo es lang geht. Woraus sich für mich so etwas wie ein logischer nächster Schritt in der Entwicklung der Rolle der Frau ergibt: Wenn die Männer selbst nicht mehr wissen, wo es lang geht, und wenn sie unter sich keinen finden, der es ihnen sagt, müssen wir Frauen das übernehmen. Wenn es dabei für den Anfang um ihre Manieren geht, wer wäre dafür besser geeignet als eine Domina?

»Mariella«, sage ich. »Wenn wir den Männern wirklich eine Standpauke halten würden, womit würden wir anfangen?«

»Auf jeden Fall müsstest du eine Peitsche dabei haben«, sagt Mariella.

»Kein Problem«, sagte ich. »Aber wozu? Ich finde, eine Frau mit dominanter Veranlagung sollte sich Respekt verschaffen können, egal ob mit oder ohne Peitsche. Auch mit Jeans und Wanderschuhen. Das hat was mit der Haltung zu tun. Was meinst du, womit aus deiner Liste von unhöflich und grob bis ungepflegt würden wir anfangen, wenn wir in der Kärntner Straße oder am Kurfürstendamm auf einem zusammenklappbaren Podium stehen und den Männern eine Standpauke halten würden?«

Mariella denkt nach, doch bevor sie etwas sagen kann, weiß ich selbst die Antwort. Eigentlich ist es ganz klar, denke ich. Am Anfang so einer Standpauke käme nichts von dem, was wir schon besprochen haben, denn da ist noch diese eine Sache, die wahrscheinlich jeder Prostituierten an jedem Arbeitstag auffällt. Wir müssten unbedingt anfangen mit: Meine Herren, Sie sind …

Vorwort

Mariella und ich haben uns nie mit einem zusammenklappbaren Podest unter die Straßenmusiker auf der Wiener Kärntner Straße gemischt oder auf den Berliner Kurfürstendamm gestellt, um den Männern die besagte Standpauke zu halten. Wir hatten das auch nie ernsthaft vor. Wir haben sie uns im Wiener Café *Mozart* bloß zurechtgelegt, weil es Spaß machte und gut tat, Erfahrungen auszutauschen und über die Männer abzulästern. Wir fanden schließlich aber doch, dass es wichtig wäre, den Männern diesen Text nahe zu bringen.

Ich arbeite als Domina und biete keinen Sex an. Wenn ich im Folgenden von »uns« spreche, lasse ich deshalb nicht nur meine und Mariellas Erfahrungen, sondern zum Beispiel auch die von Lilly und vielen anderen Frauen, die wie sie in anderen Bereichen unseres facettenreichen Gewerbes arbeiten und durch ihre Erzählungen viel zu dieser Standpauke beigetragen haben, einfließen.

... total von den Internetpornos versaut

Einer von Ihnen sagte mir am Telefon, er hätte etwas in einem Video gesehen, das er auch ausprobieren wollte. Als ich nachfragte, tat er geheimnisvoll. Er bat mich nur, schwarze Stiefel anzuziehen. Da die zu meiner Standardausrüstung gehören, fragte ich nicht nach. »Wenn möglich, sollten es eher schwere schwarze Stiefel sein«, sagte er.

Ich stand also in meinen schwersten schwarzen Stiefeln da, während ein magerer Mann mit schütter werdendem Haar zur Tür meines Studios hereinkam. Er tat noch immer geheimnisvoll. »Es ist vielleicht gar nichts Besonderes«, sagte er, »aber seit ich es gesehen habe, will ich es auch erleben.«

Er zog seine Schuhe aus und dann, auf einem Bein hüpfend, seine Jeans. Danach folgten seine Socken. Er sah nicht gerade wie James Bond aus, als er mit Hemd,

Krawatte und sonst nichts vor mir stand. Ich vermutete, dass die Sache, die ihm in dem Video so gefallen hatte, etwas mit Demütigung zu tun haben musste. »Und jetzt?«, fragte ich.

Er wollte, dass ich ihm mit meinem schwarz bestiefelten rechten Fuß in die Eier trat, und zwar kräftig. Ich sollte einfach ausholen und zutreten, sonst nichts. Ohne irgendwelches Drumherum. »Sie brauchen sich nicht zurückzuhalten«, sagte er.

»Ich wünsche, dass du es mir noch einmal erklärst!«, sagte ich.

Er nannte mir die Internetseite, auf der er das Video gesehen hatte. Seine Stimme klang dabei nahezu vorwurfsvoll. »Kennen Sie das gar nicht?«, fragte er.

Er beschrieb das Video nicht näher, aber ziemlich sicher kam der Hauptdarsteller nach dem Tritt lustvoll stöhnend. »In dem Video hat es richtig geil ausgesehen«, sagte er.

»Das wird aber weh tun«, sagte ich.

Ein kurzes Kopfschütteln, das wohl heißen sollte: Ich weiß, was ich tue, ein Mann kennt keinen Schmerz. Er warf sich in die Heldenpose. Dann deutete er mit beiden Zeigefingern auf seine Eier, über die halb sein unten etwas knittriges Baumwollhemd hing.

So standen wir da, er unten ohne und ich in meinen schwarzen Stiefeln, inmitten meines Studios mit allen möglichen Folterinstrumenten, für die er von Anfang an kein Auge gehabt hatte.

Ich fragte mich, was ich tun sollte. Vielleicht weiß ich mehr über seine Eier als er, dachte ich, vielleicht aber auch nicht. Ich habe schon viele Männer kennengelernt, die ihre Schmerzdosis, die sie sich bei mir holten, steigern mussten, weil sie völlig abgestumpft waren. Ich kenne das zum Beispiel vom Flämmen, einer Spielart meines Faches, bei der ich eine Vorrichtung mit einem Sitz und einem Gasbrenner verwende. Ich binde den Kunden im Sitz fest und lasse ihn langsam nach unten, bis er den gerade noch erträglichen Abstand zur Flamme des Brenners erreicht. Viele Kunden, die Flämmen nachfragen, wollen jedes Mal ein bisschen weiter nach unten und manche sind so masochistisch, dass ich mit Mitteln wie Chiliöl nachhelfen muss.

Dieser Kunde, den ich in die Eier treten sollte, war also vielleicht nur ein besonders harter Fall von Masochismus. »Okay«, sagte ich, »dann trete ich dich jetzt.«

Er machte als Zeichen des Einverständnisses seine Beine ein bisschen weiter auseinander, als mache er sich bereit, einen scharfen Ball zu fangen.

Letztlich ist meine Branche ein Dienstleistungsgewerbe und wir leben davon, auf die Wünsche unserer Kunden einzugehen. Ich nahm mir trotzdem vor, so rücksichtsvoll wie irgendwie möglich zuzutreten. Obwohl ich gar nicht richtig ausholte, saß der Tritt. Ich traf ihn genau in die Weichteile. Ich habe dich gewarnt, guter Mann, dachte ich dabei.

Er schrie nicht. Er griff nicht einmal mit den Händen nach seinen Eiern. Er kippte einfach stumm vornüber und kotzte auf den schönen, dunkel gestrichenen Holzboden. Er tat mir leid, aber aufwischen musste er trotzdem selbst. Wenn ich an ihn denke, erschreckt mich am meisten die Einsicht, wie naiv Sie sein können, meine Herren. Wie kann auch nur einer von Ihnen so fest an den in Pornovideos aufgebauten Schein glauben, dass er sogar seine Eier dafür riskiert?

Rund 400 Millionen Internetseiten mit pornografischem Inhalt sind weltweit online und dreiundvierzig Prozent aller Internetnutzer schauen sie an. Gehe ich davon aus, dass der Anteil der Frauen dabei geringer ist als Ihrer, sehen sich die meisten von Ihnen Internetpornos an, wogegen nichts einzuwenden wäre. Es kann nett sein, sich von einem Pornovideo inspirieren zu lassen. Bloß kapieren Sie irgendwie nicht, was

Inspiration bedeutet. Inspiration würde bedeuten, dass Sie sich etwas ansehen, probieren, schauen, was es mit Ihnen macht, und sich auf diese Art weiterentwickeln. Stattdessen halten Sie die Darstellung im Film für Wirklichkeit und ahmen sie, von jeglicher Phantasie und Selbstreflexion befreit, einfach nach.

Mariella zum Beispiel hatte ein ganz ähnliches Erlebnis wie ich mit dem Kunden, der in die Eier getreten werden wollte.

An einem heißen Sommertag kam ein Kunde, ein pummeliger Typ, zu ihr, in Shorts, aus denen haarige Beine ragten. Er wirkte, als hätte er sich gerade eine Stunde Auszeit von seinem Alltag daheim zwischen Kinderwindeln und Schulheften oder von seinem Alltag im Büro zwischen irgendwelchen Excel-Files genommen. Er wollte ein *Pegging*, also die Sache, bei der die Frau den Mann mit einem Umschnalldildo in den Arsch vögelt. »Nimm einen großen Dildo«, sagte er.

Mariella hat nach den vielen Jahren im Job ein gutes Gefühl dafür, wer worin wie erfahren ist und was sie wem zumuten kann. Diesen Kunden schätzte sie so ein, dass er bisher höchstens den Mittelfinger seines Urologen bei der Prostatauntersuchung im Hintern gehabt hatte und dass er selbst dabei einen Schmerzenslaut unterdrücken hatte müssen. »Hast du das schon einmal gemacht?«, fragte sie ihn.

»Ich habe es in einem Video gesehen«, sagte er und für ihn schien das ungefähr das Gleiche zu sein, wie es schon selbst gemacht zu haben.

»Es fühlt sich vielleicht anders an, als es aussieht«, sagte Mariella.

»Im Internet steht, dass du Spezialistin dafür bist«, sagte der Kunde. »Stimmt das etwa nicht?«

»Doch.«

»Dann mach'.«

Mariella wählte zur Sicherheit einen kleinen Dildo, aber den wollte der Kunde nicht. »Hast du nichts Größeres?«, fragte er.

Mariella zeigte ihm den großen schwarzen, der fast so dick wie ihr Unterarm war und mehr wie ein martialischer Kultgegenstand eines afrikanischen Urvolkes als wie ein Dildo aussah. Der gefiel ihm.

Als der Kunde auf dem Tisch lag, so wie er es in dem Video gesehen hatte, und ihr seinen Hintern entgegen hielt, schnallte sie trotzdem den kleineren Dildo an. Jetzt sieht er es nicht mehr, dachte sie, und wenn sie einmal losgelegt haben würde mit dem *Pegging*, würde er ihr wahrscheinlich dankbar dafür sein.

Viel Spaß, dachte Mariella, als sie anfing. Draußen herrschte brütende Hitze und das Hotelzimmer hatte keine Klimaanlage. Ihr fiel selbst das Atmen schwer und sie war sich der körperlichen Strapazen bewusst, denen sich ihr Kunde aussetzte. So vorsichtig, wie sie nur konnte, drang sie in ihn ein. Er stemmte sich mit den Armen auf dem schmalen Tisch hoch. Mariella machte noch langsamer. Da sackte er in sich zusammen. Er fiel einfach in Ohnmacht.

Wenn Mariella jetzt ein Kunde fragt, ob sie auch *Pegging* anbietet, sagt sie immer: »Klar, ich habe sogar schon einen ins Koma gevögelt.«

Manchmal begeben Sie sich wegen etwas, das Sie in einem Pornovideo gesehen haben, sogar in Lebensgefahr. Dann kommt einer von Ihnen zum Beispiel zu mir, weil er in so einem Video einen Mann gesehen hat, der kam, während er fast erstickte.

Mein letzter Kunde, der diese Idee hatte, war etwa fünfundvierzig Jahre alt, das typische Alter, in dem Sie spüren, dass Ihre Libido sich verändert, und in dem viele von Ihnen keine bessere Idee haben, als unter den sexuellen Extremen nach immer neuen Kicks zu suchen. Er war groß gewachsen und für sein Alter sportlich und er sagte etwas von Plastik über dem Gesicht und davon, dass er das auch ausprobieren wollte. »Bin ich da bei Ihnen richtig?«, hatte er mich am Telefon gefragt.

Wäre er im Prinzip gewesen. Der Fetisch nennt sich Atemreduktion. Ich bringe einen Kunden dabei fast zum Ersticken, wofür ich eine Gasmaske verwende. Mit der Gasmaske über dem Gesicht kniet der Kunde vor mir, während ich langsam die Sauerstoffzufuhr abdrehe. Was nicht ungefährlich ist, denn drehe ich sie nicht rechtzeitig wieder auf, besteht die Gefahr des Erstickens.

Manche Männer brauchen das und für sie bin ich gerne da. Bloß eignet sich die Atemreduktion wirklich nicht dafür, Abwechslung in Ihren erotischen Alltag zu bringen. Doch anders als beim In-die-Eier-Treten spreche ich in so einem Fall keine Warnung mehr aus. Ich weiß schon, dass Sie immer beleidigt sind, wenn ich die damit verbundenen physischen und psychischen Belastungen erwähne. Schließlich hat es in dem Video so toll ausgesehen und selbst wenn Ihnen meine Argumente einleuchten würden, würden Sie sich nichts anmerken lassen. Schließlich wollen Sie keine Memmen sein.

Also ging ich bei diesem Kunden wie immer vor. Ich legte ihm die Gasmaske an, fesselte ihm die Hände am Rücken zusammen und befahl ihm, niederzuknien. Es passierte, was ich befürchtet hatte: Kaum hatte ich ein kleines bisschen an der Sauerstoffzufuhr gedreht, fing er zu wimmern an. Also drehte ich die Sauerstoffzufuhr wieder auf.

Er richtete sich auf, schwer atmend, als hätte er eine Stunde gegen den Tod gekämpft. »Ich glaube, das ist doch nichts für mich«, sagte er.

Ich fand es immerhin gut, dass er das einsah. Selbstverständlich ist das nicht. Viele von Ihnen glauben dann, sie müssen nur die richtige Domina finden, damit es klappt.

Sie sind selber schuld, wenn Sie auf die Internetpornos hereinfallen. Vielleicht dann nicht, wenn Sie noch jung sind. Dann stammen Ihre ersten sexuellen Wahrnehmungen nicht von einem Blick durchs Schlüsselloch in die Umkleidekabinen der Mädchen oder von zufälligen Berührungen, die erst hinterher, in dem, was sie mit Ihnen gemacht haben, ihre Keuschheit verloren haben, sondern vom Klicken durch die Pornoseiten bis mindestens dorthin, wo es Frauen mit Pferden treiben. Deshalb muss Ihnen jemand endlich beibringen, wie das mit den Pornos wirklich ist.

Dafür braucht es nicht einmal einen Sexualkundeunterricht, der die durchschnittliche Größe eines Pferdepenis (bis zu einem halben Meter) gegen die durchschnittliche Tiefe einer Vagina anrechnet. Sie müssten einfach nur anfangen, meine Herren, Ihr Hirn einzuschalten.

Würden Sie das tun, würden Sie bestimmt kapieren, dass Ihre Lieblingsszenen in den Pornos ungefähr so realistisch sind wie Ihre Lieblingsszenen in den Actionfilmen. Sich gegenseitig Baseballschläger in die Fresse zu schlagen, schweres Porzellan am Schädel zu zertrümmern und hinterher mit einem eleganten Auftritt wie James Bond zu beeindrucken geht in Wirklichkeit auch nicht. Verstehen Sie das?

Ich bin mir nicht ganz sicher, ob Sie das verstehen. Zumindest ein paar von Ihnen scheinen zu glauben, dass es doch geht. Das sind diejenigen unter Ihnen, die glauben, den in den vergangenen Jahren erkennbaren Trend der Pornovideos zu immer schnellerem, härterem und extremerem Sex in ihrem eigenen Leben mitmachen zu müssen. Die Bewertung von Sex war Ihnen schon immer wichtig und neuderdings scheint ein entscheidendes Kriterium dabei »Schmerzensschreie statt Lustschreie« zu sein. Je mehr Schmerzen die Frauen erleiden müssen, desto besser. Das ist pervers.

Wenn Ihre eigene Frau geküsst und gestreichelt werden will, halten das inzwischen viele von Ihnen für eine abgefahrene Spielart namens *Girlfriendsex*, die in einer perfekten Beziehung nach Ihren Vorstellungen zwischen *Face-fucking* und *Fisten* auch einmal vorkommen darf, aber nicht zu oft. Oder Sie blocken ab, drehen sich um und fragen sich verbittert, was Sie falsch gemacht haben, weil Sie das Schicksal mit einer Partnerin straft, für die *double-anal* nicht die Erfüllung ihrer Träume wäre.

Weil es zuhause mit dem Schneller, Härter und Extremer nicht so richtig klappen will, leben Sie das eben bei uns aus und die Grenzen der Normalität haben sich für Sie dabei immer weiter verschoben. Darf ich hier rauchen? Darf ich dich fisten? So beiläufig kommt es manchmal daher, wenn Sie nichts anderes wollen, als uns die geballte Faust bis zum Ellbogen in den Darm zu schieben.

Analverkehr kostete vor Kurzem noch bei denen, die ihn überhaupt anboten, Aufpreis, inzwischen setzen Sie ihn als selbstverständlich voraus und wenn Sie eine zurückweist, finden Sie das unprofessionell. Dann fühlen Sie sich wie im falschen Film, denn schließlich haben die Frauen in den Pornovideos beim Fisten genau wie beim Analverkehr multiple Orgasmen.

Mit dem falschen Film haben Sie sogar recht. Der Film, den wir drehen, heißt am Ende noch immer Wirklichkeit und in der lässt sich die Anatomie schwerer außer Kraft setzen, als mit einem Bildbearbeitungsprogramm.

Blasen war für Sie sowieso gestern. Gerade haben Sie in Ihrem Privatleben noch genau zwischen Frauen unterschieden, die blasen, und Frauen, die nicht blasen. Das war eine große Sache für Sie, angereichert mit Gerüchten und Insiderinformationen über die jeweilige Frau. Sie fanden es damals toll, dass wir Prostituierten, ohne zu zicken, bliesen, weil das für uns ohnedies immer die einfachere Übung als Vögeln war. Doch auch das hat sich geändert. Eine Frau, die nicht bläst, ist für Sie eigentlich keine mehr und wenn Sie fürs Blasen bezahlen, muss es mindestens *deepthroat* sein.

Dass Sie uns Ihren Schwanz bis zum Anschlag in den Mund stecken wollen, ginge sogar noch in Ordnung. Auch wir passen uns an eine sich ändernde Nachfrage an. Das Ausschalten des Würgereflexes lässt sich lernen und im Vergleich zu den Darstellern der Pornovideos haben Sie einen anatomischen Vorteil: Es kommt uns entgegen, dass die wenigsten von Ihnen Fünfundzwanzig-Zentimeter-Dinger wie die Darsteller haben.

Bloß wollen jetzt immer mehr von Ihnen, dass wir beim *Deepthroat* würgen. Sie wollen nicht nur ahnen, sondern hören, dass wir leiden. Für uns heißt das: Würgereflex ausschalten, aber dann doch würgen. Dann wundern Sie sich, wenn Sie die Pizza Capricciosa, den Hamburger mit Barbecue-Sauce oder die Hühnchenbrust mit Blattsalat, die wir zu Mittag aßen, auf den Bauch bekommen.

Wir als Prostituierte brauchen in unserem Job Feingefühl, das aus einer Mischung aus professioneller Empathie und Erfahrung besteht. Das heißt, wir müssen sensibel sein. Wir müssen Sie richtig einschätzen können. Wir müssen zum Beispiel manchmal besser als Sie selbst einschätzen können, wie viel Ihre Eier aushalten.

Im Prinzip ist es eine Frage unseres Feingefühls, ob Sie hinterher zufrieden sind oder nicht. Doch von Ihnen scheint jede Art von Feingefühl zu viel verlangt zu sein. Da Sex aber nun einmal eine körperliche Begegnung ist, mündet das laufend in Grobheit.

Die Grobheit wäre auch noch kein Problem, würde die betreffende Prostituierte sie im Angebot haben.

Wenn Sie bei der Terminvereinbarung sagen, dass Sie gerne härter zupacken und sie einverstanden ist, dann passt das. Aber Sie verlieren zuerst kein Wort darüber, brechen uns dann beinahe die Knochen und haben dabei auch noch das Gefühl, dass Sie tolle Hengste sind, weil Sie aus dem Konsum der Pornovideos schließen, dass grob sein dazu gehört.

Gerade jene unter Ihnen, bei denen die wahre Aufklärung mit den Pornovideos begann und endete, befinden sich in einer Art Spirale der Brutalität. Ihr Wissen über Sexualität beschränkt sich in diesem Fall auf die möglichen Praktiken und ihre theoretische Durchführung. Dinge wie die Belastbarkeitsgrenzen des weiblichen Körpers sind Ihnen fremd geblieben.

Während früher Sex für junge Männer aus sportlichen Episoden bestand und die Älteren kapierten, dass auch ihre Seele vögeln will, entwickelt sich Ihre Sexualität jetzt anders, meine Herren. In den Pornovideos kommt keine Seele vor, deshalb treiben Sie das Schneller, Härter und Extremer eben immer eine Stufe weiter. Sie merken gar nicht, dass Sie auf diese Art eigentlich arme Schweine sind, die auf der Suche nach Entspannung allmählich zu infantilen Konsumenten werden.

Die Pornovideos lehren Sie auch, dass wir es uns gefallen lassen müssen. Doch da irren Sie. Mariella hat schon einmal einen von Ihnen an den Eiern von einer Kollegin heruntergezogen. Das war beim *Mixed Wrestling*, einer Art Spaßkampf. Der Kunde ging etwas zu sehr darin auf und tat Mariellas Freundin weh. Als sie sich beschwerte, reagierte er nicht. Nach Mariellas Zugriff hatte er keine *Cojones* mehr, sondern nur noch *Cojonitas*.

Der Trend der Pornovideos zu immer schnellerem, härterem und extremerem Sex treibt bei Ihnen auch richtig komische Blüten. Denn dieser Trend bedingt, dass die Darsteller in den Videos auch immer lauter röcheln und stöhnen. Dieses Geröchel und Gestöhne halten Sie wie den ganzen Rest für echt und glauben, es nachahmen zu müssen, um richtige Männer zu sein.

Bitte stellen Sie sich das einmal vor: Da liegt einer von Ihnen auf einer von uns, nachdem er womöglich vor lauter Nervosität kaum einen hochgekriegt hat, rubbelt ein bisschen herum und fährt dabei ein akustisches Programm mit verstörenden Lauten und verdrehten Augen. Da wirken Sie nicht wie ein Hauptdarsteller aus einem Pornovideo, sondern wie eine Nebenrolle aus

»The Walking Dead«. Sie haben wirklich keine Ahnung, wie erotische Spannung entsteht.

Sie kapieren merkwürdiger Weise auch nicht, dass Pornoszenen, genau wie Schlägereien oder Verfolgungsjagden in Actionfilmen, nicht in einem Stück gedreht werden. Die Videos werden natürlich hinterher zusammengeschnitten. Manche Dinge drehen die Kameraleute gar nicht mit. Zum Beispiel drehen sie bei der Szene, in der ein Darsteller eine Darstellerin zuerst anal und dann vaginal vögelt, etwas ganz Wensetliches nicht mit. Während der Darsteller nach dem analen Teil ins Badezimmer geht und seinen Schwanz von der Eichel bis zu den Eiern mindestens einmal einseift und abspült, ehe er für den vaginalen Teil zurück aufs Set kommt, schalten die Kameraleute die Kameras ab, weil Sie das nicht geil finden würden. Würde der Darsteller nicht kurz im Badezimmer verschwinden, hätte seine Kollegin wegen der Fäkalkeime, die er von ihrem Anus in ihre Vagina befördert, am nächsten Tag mit schrecklichen Infektionen zu kämpfen.

Was Sie daraus für das richtige Leben lernen können, meine Herren? Wenn Sie nach anal vaginal weitermachen wollen, müssen Sie das Kondom wechseln, auch wenn es in den Pornos anders aussieht. Wenn Sie also eine von uns dazu auffordert, wehren Sie sich nicht immer, als wäre das eine lästige Schikane, die eigentlich den Preis mindern müsste.

Richtig schräg wird es, wenn Ihnen das Schneller, Härter und Extremer der Pornovideos doch einmal langweilig wird. Das ließe sich ja als gutes Zeichen deuten: Sie haben eingesehen, dass Sie dabei nur von einer Eskalationsstufe zur nächsten jagen und dass der Spaß dabei auf der Strecke bleibt. Deshalb fangen Sie an, sich mit sich selbst zu befassen, mit Ihrer eigenen Sexualität und mit der Frage, was wir dazu beitragen können.

So ist es nur leider nicht. Wenn Ihnen Schneller, Härter und Extremer langweilig wird, kommen Sie auf die dümmste Idee von allen. Dann wollen Sie von uns Zärtlichkeit, Küsse und liebevolles In-die-Augen-Schauen. Sie betrachten das dann aber nicht etwa als Reminiszenz an die guten alten Zeiten, in denen Sie darin vielleicht so etwas wie Erfüllung gefunden haben, sondern Sie spielen dann die Pornokategorie *Girlfriendsex* mit uns nach. Merken Sie gar nicht, dass Sie damit von uns genau das verlangen, was Sie bei Ihren Frauen so langweilig finden und wofür wir genau nicht da sind?

Die Pornovideos werden Ihr Verhalten wohl weiter bestimmen und Sie werden Ihrem Schein weiterhin den Vorzug gegenüber der Wirklichkeit geben. Wenn dieser Schein und die Wirklichkeit einmal gar nicht mehr zusammenpassen, wird Sie das wahrscheinlich auch nicht stören. Dann können Sie die Wirklichkeit ja einfach weglassen.

Die Hauptkonkurrenten der Bordell- und Sexclubbetreiber sind schon jetzt längst nicht mehr die anderen Bordell- und Sexclubbetreiber, sondern bereits die Pornovideos. Viele von Ihnen sind mit dem Schwanz in der Hand vor dem Bildschirm schon so glücklich, dass echter Sex in Ihrem Leben gar nicht mehr vorkommt.

Deshalb investieren die Bordell- und Sexclubbetreiber in kleine Kinosäle in ihren Etablissements, stellen Taschentuchspender neben jeden Platz, und da sitzen Sie dann glückselig mit Ihrem Schwanz in der Hand, während draußen die Frauen nichts zu tun haben. Ich will das gar nicht zu einem Symbol für die Kluft zwischen Männern und Frauen überhöhen, aber traurig ist es schon.

Deshalb noch ein kleiner Hinweis in eigener Sache: Pornovideos, in zu hoher Dosis genossen, machen Sie impotent. Sie führen in Ihren Gehirnen zur Ausschüttung des Hormons Dopamin, das für Ihre Motivation zuständig ist. Durch zu viel Dopamin verändert sich das Gehirn. Die Folgen sind Störungen wie Aufmerksamkeitsdefizite und Hyperaktivität, Sozialphobie, Depression, Konzentrationsprobleme, Lampenfieber, Zwangsstörungen, Einsamkeit, Voyeurismus und eben Impotenz.

Denken Sie bitte daran, wenn Sie das nächste Mal zusehen, wie ein Mann einer Frau die Faust bis zum Ellbogen in den Darm schiebt, während ihr drei andere ins Gesicht spritzen.

Sie sind unhöflich

Es war ein kühler aber sonniger Dienstag im Oktober. Ich machte ein paar Erledigungen, sah im Studio meine Post durch, beantwortete einige E-Mails und telefonierte mit einer Freundin. Wir überlegten, am Wochenende eine Wanderung am Liepnitzsee zu machen und ich sah mir die Wetterprognose an. Sah gut aus. Kurz nachdem ich aufgelegt hatte, läutete mein Telefon neuerlich. Ich hörte ein Röcheln.

Eigentlich wäre klar gewesen, was ich zu tun habe. »Bleiben Sie ganz ruhig«, hätte ich sagen müssen. »Geben Sie mir bitte Ihren Namen und Ihre Adresse, dann schicke ich Ihnen den Notarzt.« Vielleicht ein alleinstehender Mann mit einem schweren Asthmaanfall, hätte ich denken müssen, oder jemand wurde überfallen und hatte mit letzter Kraft sein Mobiltelefon aus der Tasche gezogen und meine Nummer gewählt.

Da ich aber Domina bin, wartete ich einfach. Der Anrufer hatte mit ziemlicher Sicherheit weder einen schweren Asthmaanfall noch war er Opfer eines Überfalls, er war eher ein neuer Kunde, der seinen Weg zu mir gefunden hatte. Halleluja. Tatsächlich lösten sich bald Worte aus dem Gestöhne. Sie klangen nach »hey« und »wow«.

»Hallo«, antwortete ich. »Ich bin Karolina. Was ist Ihr Anliegen?«

Vielleicht verlernen Sie das Telefonieren ja, weil die Kommunikation jetzt vorwiegend über *Whatsapp* oder *Facebook* läuft. Ein ganz normales Telefonat, bei dem Sie wie mit ganz normalen Frauen mit uns sprechen, wie mit Frauen, die auch ihren Kram erledigen, mit Freundinnen plaudern oder am Wochenende spazieren gehen, kriegen jedenfalls viel zu wenige von Ihnen hin. Sie merken einfach nicht, dass wir uns bei allem anderen blöd vorkommen. Dass alles andere schlicht unhöflich ist. Sie wissen gar nicht mehr, was Höflichkeit eigentlich ist, und disqualizieren sich damit selbst.

Lilly, eine schöne, gepflegte und gebildete Frau, die sich auf das betuchte Klientel spezialisiert hat, bekam in einem damals noch ganz neuen Club ständig

Anrufe von einem Mann, der sich als »Connaisseur« bezeichnete und ihr erzählte, dass er alle Frauen in der Stadt kannte. Er machte sie mit seiner angenehmen Ausdrucksweise neugierig. Er kam dann allerdings nie, doch eines Tages, als sie schon nicht mehr damit rechnete, stand er doch vor der Tür.

Er zog sich schon im Vorzimmer Hose und Schuhe aus, schmiss alles auf den Boden und schaukelte in Unterhemd und Socken von einem Bein aufs andere, ein Mann mit dickem Bauch und dürren O-Beinen, der seinen Schwanz sicher schon lange nicht mehr selbst gesehen hatte.

Dabei erklärte er ihr unaufhörlich, wie toll er sei. »Geiler Laden«, sagte er zwischendurch. Lilly hatte das Wort »Connaisseur« inzwischen gegoogelt und schüttelte den Kopf über diese Karikatur von einem Mann, der sich so selten dämlich darstellte, jetzt vor ihr masturbierte und sie offenbar nur als Zuschauerin brauchte.

Ich trauere den Gentlemen der alten Schule nicht nach. Sie hielten uns zwar die Tür auf, rückten uns die Sessel zurecht und halfen uns in den Mantel, aber es gehörte auch zu ihrem Selbstverständnis, uns einen Klaps auf den Hintern zu geben und sich über unsere Missbilligung schamlos zu amüsieren.

Es ist schön, wenn Sie die Manieren eines perfekten Gentleman haben. Wir genießen das, aber wir erwarten es nicht. Nur weil Sie sich nicht streng nach Knigge benehmen, würden wir Sie noch lange nicht als unhöflich bezeichnen. Doch eine Begegnung, deren Hauptzweck das rasche Herstellen körperlicher Nähe ist, verlangt ihre eigene Art von Höflichkeit. Diese Art von Höflichkeit besteht im Einhalten von Spielregeln, die eine Brücke über die Fremdheit schlagen und dem Ganzen einen Rahmen geben, der sowohl Sie als auch uns gut aussehen lässt. Alles basiert dabei auf dem grundsätzlichen Respekt der Männer vor den Frauen und der ist unabhängig von sozialem Status, Bildung oder Geld. Früher haben die meisten Männer das kapiert. Sie haben die Spielregeln eingehalten. Sie, meine Herren, tun sich damit leider immer schwerer. Dabei sind unsere Spielregeln viel leichter einzuhalten, als zum Beispiel jene, die Sie für den höflichen Umgang mit allen anderen Frauen brauchen. Sie lauten:

- Stehen Sie zu Ihrem Wort, etwa bei der Terminvereinbarung.
- Seien Sie sauber.
- Behandeln Sie uns respektvoll.

Der erste Punkt ist klar. Über den zweiten Punkt reden wir noch später. Der dritte Punkt bedeutet: Benehmen Sie sich wie erwachsene Männer. Doch Sie belästigen uns lieber mit einem Anruf, den Sie offenbar mithilfe von Werbespots für Telefonsex geübt haben und bei dem Sie sich vermutlich erotisch fühlen. Oder Sie schaffen es auf hundert andere Arten, die kurze und im Grunde ja relativ einfache Anbahnung eines Geschäftes zwischen Ihnen und uns ins Absurde zu ziehen. Zum Beispiel indem Sie so tun, als würden Sie erwägen, eine sprechende Kuh zu kaufen.

Wie groß sind deine Titten? Wie viel kostest du?

Wenn Sie schreiben, statt zu telefonieren, ist es meistens auch nicht besser. Ständig kriegen wir endlos lange E-Mails, in denen uns einer von Ihnen erzählt, wie er aussieht, wie groß und wie schwer er ist und wie lang sein Schwanz ist. Das können Sie, bis auf die Schwanzlänge, gerne machen, wenn Sie auf *Parship* eine Frau fürs Leben suchen. Aber was sollen wir damit anfangen? Nachmessen, ob alles zusammenpasst?

Vielleicht machen Sie das ja aus Angst, wir könnten Sie ablehnen, aber ehrlich, meine Herren: Egal, was an

Ihnen wie groß oder klein, wie schwer oder leicht, wie dick oder dünn und wie lang oder kurz ist, wir mögen Sie und nehmen Sie so, wie Sie sind, wenn nur Ihre Manieren einigermaßen passen.

Es ist leicht für beide Seiten, wenn Sie ungefähr wissen, was Sie wollen. Wir beten Ihnen gerne ihr Sortiment herunter, das gehört zum Service. Wenn Sie aber selbst gar nicht wissen, was Sie wollen, und von uns verlangen, dass wir es erahnen, dann empfinden wir das auch als unhöflich. Wir sind Prostituierte und keine Kartenleserinnen.

Wenn Sie ganz genau wissen, was Sie wollen, ist es manchmal auch nicht besser. Zu Mariella kamen einmal vier junge Männer ins Zimmer. Sie nannten eine lange Wunschliste von Dienstleistungen und sagten dann: »Wir haben vierzig Minuten und vierzig Euro. Noch Fragen?«

Mariella hatte tatsächlich noch eine Frage. Sie lautete: »Seid ihr komplett deppert?«

Sie machte dem Quartett ein Gegenangebot: »Da ist mein Badezimmer. Um vierzig Euro dürft ihr jeder zehn Minuten lang duschen, und dann verschwindet ihr. «

Sie denken, Höflichkeit sei etwas, das Sie für andere tun. Sie verwechseln Höflichkeit mit den Benimmregeln aus der Tanzschule, die Sie höchstens dann anwenden, wenn Sie bei einem Abendessen neben der Frau Ihres Chefs sitzen oder neben einer anderen Frau, die außerhalb Ihrer Reichweite ist.

Doch Höflichkeit ist kein Regelwerk. Sie setzt weder Bildung noch Erziehung voraus. Sie müssen sich nicht gewählt ausdrücken. Sie können sich auch bodenständig ausdrücken und dabei trotzdem höflich sein. Denn Höflichkeit ist eine Geisteshaltung.

Uns von oben herab zu behandeln, weil Sie die Kunden und deshalb die Könige sind, ist die falsche Haltung. Uns auf gleicher Augenhöhe zu begegnen, weil wir etwas Gemeinsames vorhaben, jeder aus anderen Motiven, wäre die richtige.

Wenn Sie das nächste Mal eine Prostituierte anrufen, versuchen Sie es damit: »Hallo, ich bin der Soundso. Ich habe gelesen, dass du dieses und jenes anbietest und würde gerne zu dir kommen.«

Ist das wirklich so schwer?

Das »Du« zwischen Freiern und Prostituierten gleich bei der Kontaktanbahnung hat sich zwar durchgesetzt, aber ganz ehrlich, ich würde das gerne wieder ändern. Wie viel Respekt wäre schon zu spüren, wenn Sie uns zum Beispiel wie eine Rechtsanwältin oder eine Ärztin ansprechen würden. Uns ginge das runter wie Öl und Sie wären sicher überrascht, welche gute Atmosphäre Sie damit schafften.

Das würde dann so klingen: »Hallo, ich bin der Soundso. Ich habe gelesen, dass Sie dieses und jenes anbieten und würde gerne zu Ihnen kommen.«

Geht doch auch, oder?

Sie respektieren keine Grenzen

Der Mann hing nackt an der Wand und drehte sich langsam um seine Mitte. Ich hatte ihn an dem Drehkreuz, das ich von meinem Thron aus mit einer Fernbedienung steuern kann, breitbeinig wie Leonardo da Vincis vitruvianischen Menschen festgeschnallt. Es war dunkel im Studio, bloß mein Thron war ausgeleuchtet und über dem Drehkreuz schimmerte ein mattes Licht. Bis auf ein leises Summen des Elektromotors war es still.

Da äußerte der Kunde einen Wunsch. Er war einer von denen, die zwischendurch einmal eine Domina ausprobieren wollten, und ich war seit unserem Vorgespräch ziemlich sicher, dass er nie wieder kommen würde. »Ich wünsche mir, dass Sie es mir jetzt mit der Hand machen«, sagte er.

Ich arbeite so: Ein Kunde muss sich anhören, was ich nicht mache, und wenn ich sein Anliegen kenne, entwickle ich im Kopf eine Dramaturgie. Ich entwickle einen Spannungsbogen. Es einem Kunden »mit der Hand zu machen«, gehört nicht zu den Dingen, die ich anbiete. Das hatte ich ihm auch erklärt und er hatte es verstanden. Trotzdem äußerte er jetzt aus irgendeinem Grund genau diesen Wunsch.

Auch er wusste bereits, wo ich meine Grenzen setze. Hätte ich die Diskussion erneut begonnen, wäre meine Dramaturgie kaputt gewesen. Doch dank langer Erfahrung mit solchen Zwischenfällen kannte ich einen anderen Weg, damit umzugehen.

Ich ließ das Kreuz sich weiterdrehen, bis der Mann in der Waagerechten war. Dann hielt ich es an. Ich erhob mich in meiner schwarzen Lederkluft von meinem Thron, stieg die beiden Stufen nach unten und ging durch das Dämmerlicht langsam zu meinem Kunden. Erst knapp vor ihm blieb ich stehen. »Wiederhole deinen Wunsch, Sklave«, sagte ich.

Er stotterte ein bisschen. » … dass Sie es mir mit der Hand machen, Herrin«, sagte er.

Ich stopfte ihm einen Knebel in den Mund. »Das hättest du wohl gerne«, sagte ich, ging langsam zu meinem Thron zurück, nahm Platz und fuhr mit meiner Dramaturgie fort. In einer Variation dieses Vorgehens bestrafe ich den Kunden mit der Peitsche für seinen frechen Wunsch.

Doch Prostituierte aus anderen Fachgebieten haben diese Möglichkeiten nicht. Sie müssen sich damit abfinden, dass Sie, meine Herren, ständig versuchen, Grenzen zu überschreiten. Sie verlangen Dinge, die wir nicht anbieten, und wenn Sie etwas nicht kriegen, verlangen Sie es erst recht. Sie respektieren keine Grenzen und glauben dann auch noch, dass Sie deshalb ganz toll sind.

Ich verstehe ja, dass es Ihnen schwer fällt, die Grenzen einer Frau zu erkennen. Das mag zum Teil mit der Bauart Ihres Gehirns zu tun haben. Frauen sind für Sie kompliziert. Doch unsere Grenzen haben einen Vorteil: Sie sind so leicht zu verstehen wie eine Speisekarte.

Mariellas Grenzen zum Beispiel sehen so aus: Sie küsst nicht. Sie hat nie Sex ohne Kondom. Sie macht nichts, das sichtbare Spuren hinterlässt, weder an ihr noch an Ihnen. Sie macht nichts mit Fäkalien oder Erbrechen und keine Doktorspiele. Niemand darf ihr in den Mund oder ins Gesicht spritzen.

Und nein, falls gerade einer von Ihnen fragen wollte, sie küsst auch bei Sympathie nicht.

Mariellas Grenzen sind klar definiert. Bis dahin reichen ihre Dienstleistungen und nicht weiter. Warum also, meine Herren, sind sie so schwierig zu respektieren? Warum wollen Sie dann doch immer die Dinge, die wir nicht anbieten?

Stellen Sie sich vor, ein Mann will ein Motorrad kaufen und sucht einen Supermarkt nach einem ab, kann aber keines finden. Also geht er zur Verkäuferin und sagt: »Ich hätte gerne ein Motorrad.«

Die Verkäuferin beobachtet ihn dabei, wie er durch die Gänge irrt, und ist entsprechend reserviert. Sie sagt: »Wir führen keine Motorräder.«

Darauf sagt der Mann: »Ich will trotzdem hier ein Motorrad kaufen.« Er denkt dabei: Das will ich jetzt wissen. Wenn die hier keine Motorräder haben, kaufe ich mir erst recht genau hier eines.

Ziemlich dumm, oder? Doch genau das machen Sie ständig bei uns. Sie bieten mehr Geld für die Dinge, die wir nicht anbieten, betteln darum oder versuchen es mit Manipulation oder martialischen Gesten.

Manchmal dauern diese Gespräche endlos lange und wir wissen dabei die ganze Zeit, dass Sie umso beleidigter sein werden, je länger sie dauern. Wenn Sie dann gehen, sagen wir Dinge wie: »Wir hätten die Zeit auch angenehmer verbringen können.«

Besonders viel Zeit und Energie investieren Sie in sinnlose Diskussionen, wenn es um *Safer Sex* geht. Sie respektieren unsere Grenzen nicht, wenn Sie Sex ohne Kondom verlangen, und Sie respektieren die körperliche Gesundheit Ihrer Partnerin und Ihre eigene nicht. Denn Sie machen sich bei der Ausbreitung von Krankheiten damit zum Multiplikator zwischen kommerziellen und privaten sexuellen Begegnungen. Wenn Mariella oder eine andere Kollegin auch bei Oralsex Kondome oder Leckläppchen verwenden wollen, dann haben Sie das zu akzeptieren.

So lange Sie kleine Jungs waren, war es in Ordnung, wenn Sie ständig Grenzen ausgetestet haben. Das mag anstrengend für Ihre Eltern gewesen sein, war aber ein natürlicher Bestandteil Ihrer kindlichen Entwicklung. Bloß irgendwann ist das vorbei. Irgendwann müssen Sie die Grenzen kennen. Irgendwann ist es einfach nur noch dumm, sie zu überschreiten. Irgendwann müssen Sie lernen, ein »Nein« zu akzeptieren.

Warum verstehen Sie nicht mehr, dass es Klasse hat, das zu können, meine Herren? Was hat Sie auf die

Idee gebracht, dass Sie Schwächlinge sind, wenn Sie Grenzen respektieren?

Sie hätten ja kein Problem, zu kriegen, was Sie wollen. Denn wir sind einverstanden damit, dass Sie auch ungewöhnliche Dinge wollen. Wir verstehen, dass manches bei Ihnen zuhause einfach nicht geht. Wir verstehen, dass alleine ein Versuch Ihre Beziehung nachhaltig verändern könnte, weil Ihre Frauen durch Ihre geheimen Fantasien verstört wären. Uns ist klar, dass wir auch dafür da sind, um Ihnen bei heiklen Wünschen auszuhelfen.

Wir finden es völlig in Ordnung, dass jeder von Ihnen seine speziellen Neigungen hat und wir finden es gut, dass Sie damit zu uns kommen. Gerne einen Plastikball aus dem Hintern ploppen sehen? Gerne in Windeln machen und gewickelt werden? Gerne mit der Fingerpistole ein Totschieß-Spiel spielen? Warum nicht?

Wir gehen sogar dann auf Ihre Wünsche ein, wenn sie für uns Mehraufwand bedeuten. Wenn uns einer von Ihnen unbedingt mit Pipi-Langstrumpf-Zöpfchen vögeln will, was ziemlich viele von Ihnen wollen, machen wir uns eben welche, wenn es geht.

Das Drehkreuz für mein Studio habe ich auch auf Wunsch eines Kunden angeschafft. Er selbst besorgte den Elektromotor, einen ausgedienten Waschmaschinenmotor, weil er fand, dass es unter meiner Würde wäre, es von Hand zu kurbeln.

In meinem Studio steht auch ein Tisch, den ich ebenfalls für einen Stammkunden anfertigen ließ. Ich kann ihn darin so platzieren, dass sein Kopf aus der Mitte der Tischplatte ragt, wo ich ihn dann als lebendigen Abfalleimer benütze. Mit einer mechanischen Sperre halte ich seinen Mund offen und werfe Apfelschalen hinein. Er würde gerne richtige Abfälle hinunter würgen, aber das geht natürlich nicht. Deshalb erzähle ich ihm, während ich ihn mit Apfelschalen füttere, welche ekelhaften und giftigen Abfälle ich ihn beim nächsten Mal zu schlucken zwingen werde. Alles ist ja nur Kopfkino. Ich erfülle ihm sogar den Wunsch, ihm das Gefühl zu geben, ihn zu vergiften, und glauben Sie mir, mir bricht manchmal der Schweiß dabei aus.

Um auf einfache Art genau das zu kriegen, was Sie wollen, müssten Sie nur wie bei jedem anderen Geschäftsfall überlegen, wer es anbietet und die betreffende Prostituierte dann, wie gesagt möglichst locker und natürlich, darauf ansprechen. Sie würden sich wundern, meine Herren, wie einfach dann alles ist, und keine Sorge: Es gibt auch für die bizarrste Nachfrage eine Spezialistin. Nur einfach so und überall geht eben nicht alles.

Ihre Grenzüberschreitungen können auch ganz subtil sein. Zum Beispiel, wenn Sie uns mit einem höflichen Lächeln auf den Lippen wie Scheiße behandeln. Gerade die Gebildeten unter Ihnen sind gut darin. Dann kommen immer ähnliche Sätze.

»Warum machen Sie das? Gibt es niemanden, der Ihren Wert erkennt?« Als wäre das, was wir tun, wertlos und als wären wir selbst es auch.

»Eigentlich gefällt mir der Gedanke nicht, dass ich dich bezahlen soll. Ich möchte, dass du auch Spaß hast.« Merken Sie überhaupt, wie respektlos das ist? Sie unterwandern damit die Rolle, die wir für uns gewählt haben und die uns schützt. Es ist Ihr Versuch, uns mit herablassendem Mitleid bloßzustellen.

Am schlimmsten sind die fürsorglichen unter Ihnen, die paternalistischen. »Mädel, du verdienst ein besseres Leben. Du gehörst doch gar nicht zu diesem Gesocks. Ich hole dich hier raus.«

Es hat einen Grund, warum Sie glauben, unsere Grenzen nach Lust und Laune überschreiten zu können.

Früher galt Egoismus als Makel und Narzissten ließen sich behandeln. Jetzt ist Egoismus ein Erfolgsprinzip und Narzissten sind Ihre Vorbilder. Deshalb interpretieren Sie die neue Liberalität, die mehrere Generationen hart erkämpfen mussten, falsch. Alles ist möglich, deshalb denken Sie, alles ist erlaubt, und kümmern sich nicht mehr darum, was geht und was nicht.

Der entscheidenden Gedanke, den die Vorkämpfer für diese Liberalität immer mitgedacht haben, kommt Ihnen nicht mehr in den Sinn: Dass tatsächlich alles möglich ist, aber nur, bis es die Grenzen anderer verletzt.

Wenn Sie es nicht lassen können, unsere Grenzen zu überschreiten, noch ein Tipp: Bleiben Sie immer schön vorsichtig dabei, denn Sie könnten an eine wie Mariella geraten. Den nächsten von Ihnen, der sie mehr als zwei Mal fragt, ob er sie vielleicht trotzdem küssen darf, tritt sie womöglich unaufgefordert in die Eier, hat sie mir gesagt, und wenn es ihm gefällt, kassiert sie auch noch einen Aufpreis dafür.

Sie sind selbstherrlich und gönnerhaft

Einer meiner Kunden sieht aus wie Wilhelm Buschs Tobias Knopp. Er ist ein gebildeter Mann und ein guter Unterhalter, der mit seiner tiefen Stimme manchmal Gedichte für mich rezitiert. Doch er ist mehr breit als hoch, ein klassischer Pykniker.

Er ist ein Flagellant, das heißt, er bezieht seine Befriedigung überwiegend aus Züchtigung und Geißelung. In seiner Phantasie erträgt er alles nur für mich. »Ich leide für dich, weil ich dich so sehr schätze. Das ist meine seelische Befriedigung«, sagte er einmal. Er ist einer der wenigen Kunden, die mich duzen dürfen.

Würde ich mir während einer Session so etwas wie Erheiterung anmerken lassen, würde ich die Gefühle meiner Kunden naheliegender Weise verletzen. Während ich meinen Tobias Klopp züchtige und geißle, konzentriere ich mich deshalb immer auf einen Punkt über ihm, weil sein über einen Bock gespannter Körper so drollig aussieht.

Eigentlich erheitert mich gar nicht so sehr dieser kolossale Arsch, den mir der kleine Mann da entgegen reckt, sondern eher die Art, wie er zu seinem Körper steht. Er denkt, er wäre der schönste Mann der Welt und das ist weder aufgesetzt noch eingelernt. Es kommt tief aus ihm. Er kam offensichtlich noch nie auf die Idee, nicht der schönste Mann der Welt zu sein. Eigentlich beneidenswert.

Nur einmal zeigte er ein gewisses Potenzial für Selbstreflexion. Seine Statur erlaubt es ihm nicht, sich im Spiegel von hinten zu betrachten. Deshalb bat er mich eines Tages, nach der Session seinen Hintern zu fotografieren. Während der Session sollte ich darauf achten, dass die Wunden ein schönes, regelmäßiges Muster ergeben würden. Ich erfüllte ihm den Wunsch und fotografierte ihn mit seiner kleinen Kamera.

Als er die Fotos sah, war er bestürzt. »Jetzt machen wir das schon seit Jahren und das ist es, was du dabei die ganze Zeit siehst?«, sagte er.

Diesmal konnte ich mir ein Lachen nicht verkneifen. »Was hast du denn gedacht?«, fragte ich ihn.

Er schüttelte den Kopf, doch bei unserer nächsten Session hatte er den Zwischenfall schon wieder vergessen. Das Gefühl, der schönste Mann der Welt zu sein, ist bei ihm so fest verankert, dass Irritationen höchstens vorübergehend eintreten können. Ernsthafte Selbstzweifel kennt er einfach nicht.

Eine Frau mit großem Herzen nimmt die Selbstherrlichkeit eines Mannes mit leisem Mitleid wahr. Doch wenn die selbstherrlichen Männer überall sind, wird es etwas anstrengend. Und das sind sie. Denn mein Tobias Knopp ist keine Ausnahme. Die wenigsten von Ihnen, meine Herren, kennen Selbstreflexion. Sie halten sich mehrheitlich für die interessantesten Männer der Welt. Sie halten sich für geradezu perfekt.

Kritische Selbstreflexion wäre auch eine Frage des Willens dazu, aber der ist bei Ihnen leider unterentwickelt. Vielleicht liegt es daran, dass Ihnen Ihre Umgebung, von Ihren Eltern über Ihre Lehrer bis zu Ihren Frauen, immer zu viel durchgehen ließ. Ich weiß es nicht genau. Jedenfalls ist Ihnen die Frage »wie bin ich und wie bin ich besser?« nicht geläufig.

Manchmal schicken Sie Fotos von sich und schreiben dazu: »Ich will ja nicht angeben, aber ich sehe richtig gut aus. Sonst bezahle ich nie für Sex.« Abgesehen davon, dass die Fotos nie den Halbgott zeigen, den Sie selbst darauf offenbar sehen, sind sie meistens auch schon mindestens fünfzehn Jahre alt. Es soll ja viele unter Ihnen geben, die überhaupt im Alter von fünfundzwanzig Jahren aufhören, bewusst in den Spiegel zu sehen.

Noch peinlicher ist die Sache mit dem Schwanz und der *Red Bull*-Dose, aber das merken Sie auch nicht. Sie fotografieren Ihren Schwanz und die Dose dient als Größenvergleich. Abgesehen davon, dass uns Ihre Schwanzlänge wie gesagt egal ist, sollten Sie sich vor so einer Fotoaktion sicherheitshalber mit der Statistik befassen. Die durchschnittliche Schwanzlänge liegt in Europa bei dreizehn bis vierzehn Zentimetern. Auch siebzehn Zentimeter machen noch keinen Riesenprügel, und mit fünfzehn sind Sie jedenfalls noch nicht so gut ausgerüstet, dass wir vor Begeisterung alles umsonst machen.

Bei der Gelegenheit ein Wort zur Schwanzlänge. Deren Bedeutung überschätzen Sie wirklich maßlos. Vielleicht gibt Ihnen ja der Hype um dieses Thema das Gefühl, echte Männer zu sein. Nur hilft das eigentlich außer Ihrem Ego und bei der Erheiterung in Stammtischrunden nichts. Rufen Sie sich den folgenden alten

Spruch in Erinnerung und halten Sie dann beim nächsten Mal, wenn es um Schwanzlängen geht, einfach klug die Klappe: Lang und schmal – Frauenqual. Kurz und dick – Frauenglück.

Manche von Ihnen glauben jedenfalls trotzdem, dass wir alles gratis für Sie machen sollten, wegen Ihrer Schönheit, wegen Ihres Schwanzes oder wegen beiden. Das ist dann meistens so, als würde einer mit einem sieben Jahre alten Mittelklasse-Toyota bei einem Mechaniker vorfahren und sagen: »Schau mal, was ich dir für einen tollen Schlitten bringe. Du darfst ihn reparieren, aber bezahlen werde ich dir natürlich nichts dafür.«

Sie beziehen Ihre Herrlichkeit nicht nur aus Ihrer meist eingebildeten Schönheit und Ausstattung, sondern auch aus Ihren ebenfalls meist eingebildeten Fähigkeiten. Da kommt dann einer von Ihnen zu Mariella, mit der schneidigen Ansage, er werde sie jetzt »glücklich lecken«. Mariella kennt das schon und antwortet immer das Gleiche. »Dann leck mal«, sagt sie.

In Ihrer Selbstherrlichkeit überschätzen Sie auch maßgeblich Ihre Rolle in unserem Leben. Eine Prostituierte hat in einem Laufhaus bis zu acht Kunden am Tag. Wenn sie vier Tage die Woche arbeitet und sechs Wochen Urlaub nimmt, kommt sie auf bis zu 1.500 Kunden im Jahr. Trotzdem denken Sie, dass Sie der eine sind, um den sich ab Ihrem ersten Erscheinen bei ihr alle ihre Gedanken drehen. Jüngst rief so einer bei Mariella an. »Hallo Süße«, sagte er. »Ich bin es, Peter. Erinnerst du dich noch an mich?«

Mariella wartete, weil sie mit Hinweisen rechnete, die ihr weiterhelfen könnten. Doch die einzigen Hinweise blieben vorerst sein Name, Peter, und seine betont verführerische Stimme.

»Ich war vor drei Jahren da«, sagte Peter nur noch.

Unter Mariellas Kunden der vergangenen drei Jahre waren wahrscheinlich 300, die auf den Namen Peter hörten und mindestens fünfzig davon hatten sich auf die gleiche Art im Tonfall vergriffen. »Tut mir leid, Peter«, sagte Mariella. »Ich erinnere mich nicht. Aber du kannst gerne vorbeischauen.«

Peter konnte es nicht fassen. »Du erinnerst dich wirklich nicht?«, fragte er. »Denk nach. Du bist damals drei Mal gekommen. Einmal beim Lecken.«

Ihre Selbstherrlichkeit drückt sich in Ihrer ganzen Einstellung uns gegenüber aus. Zum Beispiel gehen Sie immer davon aus, dass wir prinzipiell nichts im Kopf haben. Wie könnten wir auch, schließlich hätten wir dann ja einen anderen Beruf. Das Geld, das wir verdienen, investieren wir in *Gucci* und *Prada*, denken Sie, während wir, in kalten, feuchten Absteigen hausend, auf ein Leben in Armut zusteuern, weil wir ja einmal zu alt oder zu unansehnlich für unseren Job sein werden.

So denken Sie sogar über Frauen, die bestimmt den meisten von Ihnen intellektuell überlegen sind. Über die erwähnte Lilly zum Beispiel, die vor Kurzem aus der Prostitution ausgestiegen ist, um ihre Dissertation in Philosophie und Theologie fertigzustellen und die davor hauptsächlich als Callgirl für Luxusagenturen arbeitete. Sie erzählte mir von Reisen mit reichen Kunden nach Marbella. Während dieser Reisen hatte sie jederzeit für sexuelle Dienste zur Verfügung zu stehen, aber nie hatte einer der Herren sie in ein Gespräch verwickelt. Einmal fragte sie nach, warum das eigentlich so sei. »Du bist eine Nutte«, sagte der Mann.

Aus Selbstherrlichkeit begeben Sie sich dann aber auch gerne einmal in die Rolle des Retters. Mariella hat für ihr *Facebook*-Profil einen wilden russischen Zuhälter erfunden, der sie vermeintlich unterdrückt und zur Arbeit zwingt. Igor nennt sie ihn, den wilden Igor, und sie erzählt auf *Facebook* zum Beispiel, dass Igor sie brutal verprügelt, wenn sie seine Unterhosen nicht bügelt und sorgsam Bug auf Bug legt. Manchmal schreibt sie zum Spaß, wie glücklich sie wäre, wenn sie endlich einer bei Igor freikaufen würde.

Wer Mariella kennt, weiß natürlich, dass sie weder einen Igor hat noch einen braucht, weil sie ihr eigener Igor ist, aber ein paar von Ihnen fallen immer darauf herein und dienen sich als Retter an. Die kommen dann mit einer Kuschelrock-CD, einer Duftkerze und tröstenden Worten zu ihr ins Laufhaus.

Einige von Ihnen fühlen sich schon deshalb als Retter, weil sie uns buchen. Damit geben Sie uns das Gefühl, Ihnen zusätzlich zu unserer Dienstleistung auch noch Dankbarkeit zu schulden. Doch am schlimmsten sind die Retter unter Ihnen, die uns ernsthaft zu einem so genannten »normalen Leben« verhelfen wollen.

Ich hatte auch so einen, ganz am Anfang meiner Karriere. Er war Staatsanwalt und obwohl er selbst als Kunde zu mir kam, wollte er mich »aus dem Dreck holen«, wie er es nannte.

Jede Frau träumt wohl manchmal in ihrem Leben von einem Retter, aber schnell genug lernen wir auch, dass es viel befriedigender ist, unser Leben selbst zu gestalten und uns selbst zu retten. Das war, als ich noch um meine Selbstbefreiung rang. Mich zum Beispiel rettete in den schwierigen Phasen meines Lebens die vage Ahnung, dass die sogenannte bürgerliche Art zu leben, die ich von meiner Mutter übernommen hatte, doch nicht die einzige sein konnte und als ich mich als Domina selbstständig machte, war das wie eine Befreiung für mich. Ich fühlte mich in meinem Leben nie weniger prostituiert, als in diesem Beruf, und dann wollte mich einer retten? Ausgerechnet jetzt?

Das konnte ich nur als Anmaßung empfinden. »Ich tue nichts, wofür ich mich schämen müsste und auch nichts Kriminelles«, sagte ich zu dem Staatsanwalt. »Ich verdiene gut, habe ein schönes Leben, eine Familie und meine Freunde. Niemand bedroht mich, niemand unterdrückt mich. Aus welchem Dreck willst du mich holen?«

Doch den Retter in der Not zu spielen, von dieser Rolle lassen Sie sich auch nicht durch den Umstand abbringen, dass es gar keine Not gibt. Ich weiß aus Erfahrung, dass es nichts bringt, Sie in so einem Fall einfach reden zu lassen und zu hoffen, dass es von selbst aufhört. Wenn Sie die Retterpose einmal eingenommen haben, geben Sie nicht so leicht wieder auf.

Ich erinnere mich an einen Retter in Berlin, einen vermögenden Architekten, der eine von uns aus einem

Bordell holte und heiratete. Sie war jung und glaubte, das große Los gezogen zu haben. Diese Geschichten klingen immer nach »Pretty Woman«, aber in Wirklichkeit funktionieren sie fast nie. Wenige Monate nach ihrer Heirat stellte sich für die Frau der Alltag ein. Sie saß daheim und wartete auf ihren Mann, der weiter durch die Bordelle zog. Gerettet!

Mariellas letzter potenzieller Retter war ein etwas milchiger jüngerer Verkäufer in einem Supermarkt. Er redete ebenfalls vom »Dreck«, aus dem er sie holen wolle. Da er nicht davon abzubringen war, versuchte es Mariella anders. »Wenn du mich rausgeholt hast«, fragte sie ihn, »wovon leben wir dann?«

»Ich verdiene 1.200 Euro monatlich«, sagte er. »Meine Wohnung ist klein und kostet nicht viel. Das geht sich aus.«

»Wenn du in deinem Supermarkt monatlich Sachen im Wert von 8.000 Euro mitgehen lässt und zu Geld machst, kommen wir vielleicht ins Geschäft«, sagte Mariella. »Dann kann ich meinen Lebensstandard in etwa halten.«

Die typischen Retter unter Ihnen sind Mitvierziger mit durchschnittlichen Monatseinkommen. Meistens sind sie schon länger Single und gehen gerne zu Prostituierten. In ihren Köpfen basteln sie sich aus den wenigen Stunden, die sie bei uns verbringen, die für sie ideale Frau. Irgendwann reichen sie dann ihre Hand nach unten, um diese Frau zu sich emporzuheben.

Wenn sich eine von uns darauf einlässt, passt für Sie nichts mehr zusammen. Sie sind mit der Geste des Gönners gekommen, haben die bedauernswerte Frau gerettet, aber die, die jetzt bei Ihnen zuhause sitzt, ist eine ganz andere.

Sie ist gar nicht immer perfekt gestylt und wartet gar nicht immer darauf, Ihre sexuellen Wünsche erfüllen zu dürfen. Sie ist gar kein dauerlächelnder Sexroboter, den Sie in Ihrem Budget einfach nicht mehr unter Spaß und Freizeit, sondern unter Haushaltsgeld verbuchen.

Die hat manchmal Kopfschmerzen, trinkt im Nachthemd heiße Schokolade oder sieht sich im Fernsehen einen Krimi an. Bedauernswert ist sie auch nicht mehr und noch schlimmer: Sie ist nicht einmal vor unentwegter Dankbarkeit unentwegt unterwürfig.

Also lassen Sie die Retterpose einfach bleiben. Keine braucht das. Wenn Sie glauben, sich in eine von uns verliebt zu haben, verwechseln Sie wahrscheinlich Ihren

Schwanz mit Ihrem Herz. Wenn es doch ernst sein sollte, bringt Ihnen die Retter-Rolle auch nichts. Sie nervt.

Besonders schlimm ist Ihre Selbstherrlichkeit und Gönnerhaftigkeit, wenn Sie auch noch prominent sind. Bei vielen Ihrer Feste stehen dann ein paar von uns herum und Sie nennen uns gerne »Escort-Damen«.

Zu Beginn dieser Feste behaupten Sie immer, dass Sie Sex niemals für Geld kaufen würden. Mit steigendem Alkoholpegel ändert sich das. Bezahlen geht jetzt in Ordnung, aber nicht so viel, weil Sie ja prominent sind. »Kennst du mich nicht aus dem Fernsehen?«, fragen Sie dann. Sie seien dieser und jener, der schon dieses und jenes gemacht hätte.

Keiner von Ihnen kapiert dann, wie lächerlich er auf der Wolke wirkt, auf der er da herumschwebt. Prominenz scheint bei Ihnen zu bewirken, dass mit dem letzten bisschen Selbstreflexion Schluss ist.

Sie sind Heuchler

Der Mann, der regelmäßig in einen Berliner Saunaclub kommt, ist sympathisch und beim Personal beliebt. Er hält sich nie lange auf, wenn er seine Eintrittskarte löst, seinen Bademantel und sein Handtuch holt und sich dann unter die Prostituierten und die anderen Gäste mischt, aber er hat dabei immer ein paar freundliche Worte und ein ebensolches Lächeln auf den Lippen. Von Beruf ist er Priester, aber logischerweise kommt er immer in Zivilkleidung.

Drinnen im Club folgt er immer dem gleichen Ritual. Er holt sich ein Mineralwasser und bleibt an der Theke stehen, bis er Maja entdeckt. Maja ist ungefähr dreißig, nicht ganz schlank und sie hat ein eher zurückhaltendes und müttlerliches Wesen. Der Mann will immer nur sie und Maja ist auch sonst gut im Geschäft. Sie hat etwas, das Männer anzieht.

Der Mann weiß, dass sie da ist, denn er fragt vor seinen Besuchen in dem Saunaclub immer nach ihrem Dienstplan. Wenn er sie entdeckt hat, begrüßen sich die beiden und gehen, ohne viel Zeit zu verlieren, in eine der Kabinen. Dort vögeln der Priester und Maja etwa eine halbe Stunde lang.

Wenn er damit fertig ist, muss sie sich gemeinsam mit ihm auf den Boden der Kabine knien und mit ihm die Hände falten, um zu beten. Er spricht die Gebete vor, sie spricht sie ihm nach.

Er betet zuerst immer ein Vaterunser. Danach redet er so ähnlich, als würde er in der Kirche eine Predigt halten, nur etwas leiser und nicht so lang. Maja ist Polin und spricht nicht besonders gut Deutsch, weshalb sie jeweils weder den Inhalt des Vaterunser noch seiner Kabinenpredigt genau versteht, aber sie hat den Eindruck, dass er bei Letzterer vor allem über die Stellen »… und vergib uns unsere Schuld …« sowie »… und führe uns nicht in Versuchung, sondern erlöse uns von dem Bösen …« philosophiert.

Maja macht gerne mit. Sie glaubt an Gott und so, wie der Priester betet, hat es nichts Perverses. Seine Gebete wirken ehrlich auf sie. Er fühlt sich schwach und schuldig, glaubt sie, deshalb betet er.

Sex ist ein elementares Bedürfnis, für das sich niemand rechtfertigen muss, weder Sie, noch wir, und unter Ihnen weder die Polizisten, noch die Lehrer, weder die Politiker, noch die Manager, und nicht einmal die Priester. Trotzdem ist dieser Priester nur einer von vielen unter Ihnen, die voll Lust kommen und voll Reue gehen.

Mariella und ich nennen das Phänomen den »moralischen Kater«. Sie kommen und haben nicht das geringste Problem damit, richtig zu vögeln. Doch wenn Sie das hinter sich haben, wird Ihnen mulmig zumute.

Zwei Seelen wohnen da in Ihrer Brust, meine Herren, und sie liegen nicht einmal im Widerstreit miteinander, sondern sie haben eine klare Rollenaufteilung. Die eine bestimmt Ihr Fühlen, Denken und Handeln vor dem Vögeln und die andere bestimmt Ihr Fühlen, Denken und Handeln danach.

Wovon auch Ihre Moral abhängt. Vor dem Vögeln ist sie eine andere als nach dem Vögeln. Wobei die vor dem Vögeln eindeutiger ist als die danach. Vor dem Vögeln denken Sie: Vögeln ist gut. Nach dem Vögeln wissen Sie nicht mehr genau, was Sie denken sollen. Was vielleicht auch daran liegt, dass Sie vor dem Vögeln mit Ihrem Schwanz denken und nach dem Vögeln nicht so genau wissen, womit Sie jetzt denken sollen.

Wir verstehen es, dass Sie nur heimlich zu uns kommen. Dass Sie in Ihrem anderen Leben die artigen Ehemänner und die braven Angestellten spielen, während Sie bei uns eine ganz andere Seite ausleben, hat für uns nichts mit Doppelmoral zu tun. Es ist vielmehr eine vernünftige Reaktion auf den Umgang mit Sexualität, den unsere Gesellschaft pflegt. Aus alter Gewohnheit aber längst ohne innere Überzeugung ist sie noch immer auf Monogamie ausgerichtet und Sie schwimmen da besser mit dem Strom. Es würde Ihnen nichts bringen, sich zu Ihren kleinen Ausflügen zu bekennen und man will ja auch niemanden verletzen, der im Sex mit einer Prostituierten womöglich mehr als eine ganz normale Wellness-Dienstleistung sieht.

Doch dieses wiederkehrende und sich niemals verändernde Wechselspiel von Lust und Reue hat sehr wohl etwas mit Doppelmoral zu tun, die anscheinend bio- und neurochemisch bedingt ist. Vor dem Vögeln geht es um das Vögeln, nach dem Vögeln geht es um schlechtes Gewissen.

Nach dem Vögeln fragen Sie sich, wie es nur sein kann, dass Sie sich unversehens an so einem widerwärtigen Ort wie zum Beispiel einem Saunaclub oder einem Laufhaus wiederfinden. Wer ist daran schuld?

Doch wohl nicht Sie selbst, die Sie doch grundanständige Menschen sind und Ihre Frauen von ganzem Herzen lieben, auch wenn es zwischen Ihnen vielleicht gerade nicht so toll läuft.

In Ihrer Moral nach dem Vögeln sind Sie natürlich nicht die Schuldigen, sondern die Opfer. Schließlich wachen Sie nach dem Vögeln auf wie aus einem Traum, in dem Sie einer Verführung erlegen sind. Als hätte Sie etwas besessen, das unversehens wieder von Ihnen abgelassen hat. Sie sind die Opfer dieses »Etwas«, das so gemein war, Sie zu verführen, und dessen Natur Sie zur Sicherheit nicht so genau hinterfragen. Sie sehen es als so eine Art metaphysische Manifestation der Unvereinbarkeit zwischen dem, was Ihre Mama immer gesagt hat, und dem richtigen Leben. Eine Unvereinbarkeit, für die Sie ja nichts können. Viele von Ihnen suchen nach dem Vögeln ihr Heil darin, ihren Zustand des Geknickt-Seins mit uns zu teilen. Sie wollen dann mit uns die Frage diskutieren, wie Ihnen das nur passieren konnte.

Das Ganze ist natürlich nichts weiter als ein billiger Versuch, die Verantwortung für Ihre Triebe abzugeben. Das verstehen wir auch und sind professionell genug, mit Ihren widersprüchlichen Gefühlen umzugehen. Doch wir wehren uns dagegen, dass Sie uns als die Ursache Ihres Dilemmas sehen. Denn viele von Ihnen tun so, als wären wir allein durch unsere bloße Existenz mit schuld an Ihrem Dilemma und Teil des metaphysischen »Etwas«. Dabei vergessen Sie, dass nicht wir zu Ihnen kommen, sondern Sie zu uns. Sie haben nach unserer Dienstleistung gefragt.

Sie schieben die Schuld dann auch gerne auf Ihre Frauen. Sie sind richtig toll. Sie sind objektiv betrachtet Traummänner. Aber Ihre Frauen? Frauen sind schlecht, nicht wahr? Und was sollen jetzt wir dazu sagen?

Eigentlich ist es klar, was Sie von uns hören wollen. Wenn Sie uns mit Ihrem moralischen Kater behelligen, verfolgen Sie ein klares Ziel. Sie wollen unsere Absolution. Sie wollen, dass wir sagen: Du kannst da nichts dafür. Deine Frau weiß gar nicht, was sie an dir hat. Du machst es genau richtig. Mach dir keine Sorgen. Du bist toll. Du handelst richtig.

Ich erteile die Absolution keinem, meine Herren. Ich lasse mich gar nicht auf diese Gespräche ein und wenn ich es tun würde, wären Sie mit dem Ergebnis nicht zufrieden, schon weil ich es nicht leiden kann, wenn Männer ihre Frauen abwerten.

Noch weniger kann ich es leiden, wenn Sie in Ihrem moralischen Kater versuchen, mit mir ernsthaft Ihre Familienprobleme zu wälzen. Mariella kennt das auch. Zu ihr kommt regelmäßig ein Kunde, bei dem der Sex fünf Minuten dauert. Danach hält er ihr sein Handy mit seinen neuesten Familienfotos hin und fängt mit seinen Beziehungsproblemen und seinen Problemen im Bett an. Weil seine Frau nicht dabei ist, zählt nur seine Meinung. Er ist der Gute. Er ist der Arme. Jedem außer ihm selbst ist klar, wie verlogen das ist.

Auch Mariella verweigert Ihnen, wenn Sie sich an ihrer Schulter ausweinen wollen, die Absolution. Sie sagt Dinge wie: »Es wäre besser, wenn du mit deiner Frau über eure Beziehung sprechen würdest, statt mit mir.«

Sie tut das nicht aus Sadismus. Es nervt einfach, wenn Sie nicht zu dem stehen, was Sie tun. Wenn Sie einmal die Woche hemmungslos und ohne Drumherum vögeln wollen, dann stehen Sie doch einfach dazu, oder lassen Sie es bleiben. Darin, nicht dazu zu stehen, liegt die wahre Würdelosigkeit.

Es gibt auch den Rausch und die Reue. Wir tun von Trieben gesteuert Dinge, die wir hinterher bereuen. Der tiefere Sinn hinter der Reue wäre die Läuterung. Wenn

Sie also das gleiche Spiel jede Woche wieder spielen, dann verschonen Sie uns bitte mit Ihrer Reue.

Interessanter Weise haben Sie auch als Singles einen Hang zur Doppelmoral. Als Singles, die nicht zu dem stehen können, was sie tun, kommen Sie am liebsten als Feldforscher. Wir erkennen das, noch bevor Sie ein Wort gesagt haben.

Sie gehören dann, in Ihrer Vorstellung, dem guten Teil der Welt an oder eigentlich nicht einmal das. Sie stehen darüber, über allem. Sie würden niemals in die Tiefen hinabsteigen, in denen das »normale« Rotlicht-Publikum seine Selbstachtung verliert und es womöglich nicht einmal merkt. Undenkbar für Sie. Sie haben es auch gar nicht nötig. Sie schauen nur einmal vorbei, um zu sehen, wie das so ist mit einer käuflichen Frau.

Wenn Sie in dieser Rolle kommen, sind Sie besonders bedauernswert. Ist es wirklich so schwer, sich die eigenen Triebe einzugestehen, meine Herren? Haben Sie es schon einmal versucht? Was hindert Sie daran? Warum glauben Sie, schlechtere Menschen zu sein, wenn Sie Triebe haben? Wird Ihnen das Feldforscher-Spiel nicht langweilig? Spätestens nach dem dreißigsten Mal?

Sie sind ungepflegt

Der Kunde hatte seinen Termin um 16 Uhr an einem Novembertag mit leidlichem Wetter. Er kam zum ersten Mal, doch ich hatte am Telefon den Eindruck, dass er nicht zum ersten Mal eine Domina kontaktierte. Das ist immer angenehm. Er würde nicht herumspielen, experimentieren und schauen, was passiert. Er wusste schon, was er will.

Als er das Studio betrat, hatte ich noch einen zweiten Eindruck. Der Mann, der beim Sprechen ständig seine dünnen Haarsträhnen aus dem Gesicht strich, der einen schönen Anzug aber etwas schäbige Schuhe trug, war eindeutig ungewaschen.

Es bestand – ich möchte hier keine Details nennen – kein Zweifel daran, dass er dringend unter die Dusche gehörte. Das musste sein, obwohl kein Körperkontakt zwischen uns vorgesehen war.

Ich konnte allerdings nicht sagen: »Mein Herr, Sie stinken. Ab in die Dusche, bevor wir ins Geschäft kommen, und bitte nicht nur ein bisschen mit warmem Wasser bespritzen.« Deshalb baute ich, genau wie bei der frechen Frage des Kunden am Drehkreuz, auch dieses Problem einfach in meine Session ein. »Duschen« war mein erster Befehl. Ich drohte ihm sogar. »Wehe dir, wenn irgendeiner deiner Körperteile nachher noch meine Nase strapaziert«, sagte ich.

Als Nächstes hörte ich das Wasser in der Dusche laufen, doch der Mann hatte anscheinend eine seltsame Gabe. Er war offenbar in der Lage, mit angelegten Armen und zusammengekniffenen Beinen so zwischen den Wassertropfen zu tänzeln, dass sie ihn trotz seines beträchtlichen Leibesumfanges nicht berührten. Als er abgetrocknet aus der Dusche kam und ich ihn fesselte, traute ich meiner Nase nicht. Alle Düfte, die wir nicht riechen wollen, strömten mir entgegen.

Ich kettete ihn in der Dusche an und griff zu meiner Wurzelbürste. Der Körper dieser Bürste besteht aus Holz und ihre Borsten aus der Wurzel der gemeinen Quecke. Sie ist geeignet, erdverkrustetes Wurzelgemüse wie Mohrrüben oder Sellerie abzubürsten. Eigenhändig schrubbte ich den Mann damit so lange ab, bis er mir sauber genug erschien. Danach betrachtete ich ihn. Er war jetzt am ganzen Körper krebsrot und litt sichtlich Schmerzen. Ich erwartete, dass er sauer wäre. Doch er senkte seine Stimme zu einem Flüstern. »Endlich einmal eine richtige Domina, die sich nichts gefallen lässt«, sagte er.

Tut mir leid, meine Herren, aber auch dieses Thema kann ich Ihnen nicht ersparen. Es geht, wie Sie schon gemerkt haben, um Körperpflege. Es gibt ja welche unter Ihnen, die darin gut sind, und ein paar, die vor einem Besuch bei uns so aufgeregt sind, dass sie sogar rasch noch zur Maniküre und zur Pediküre gehen. Bloß die Regel ist das nicht und die Entwicklung geht auch hier in die falsche Richtung.

Grundsätzlich müssen Sie duschen, wenn Sie zu uns kommen. Ein paar von Ihnen sagen immer gleich zu Beginn, dass sie gerade eben geduscht haben und bei denen stimmt es meistens auch. Wenn wir einen von Ihnen im Verdacht haben, dass »gerade eben« vergangene Woche bedeutet, schicken wir ihn noch einmal.

Doch wenn Sie die falsche Erziehung in Körperpflege genossen haben, nützt auch duschen manchmal nichts. Viele von Ihnen können lange unter der Dusche stehen und sich sogar ordentlich waschen und dennoch mit einem Schwanz und Eiern in furchtbarem Zustand zurückkommen. Körperpflege ist nun einmal eines von den Dingen, die wir in unserer Kindheit eben durch Erziehung mitkriegen oder gar nicht. In unserer Kindheit entwickeln wir unser individuelles Wohlgefühl im Bezug auf Reinlichkeit und unsere Körperpflegeroutine. Den Zuruf »auch zwischen den Beinen«, scheinen viele von Ihnen als Kinder beim Duschen überhört oder falsch interpretiert zu haben.

Später gibt es dann drei Typen von Männern. Jene, die gepflegt sind, jene, die argumentieren, dass Seife und Wasser in zu großen Mengen der Haut schaden, und jene, die gar nicht merken, wie sie stinken. Allerdings ist es zu diesem Zeitpunkt meistens zu spät für Erziehung mit nachhaltigem Effekt.

Dementsprechend ist eine gesunde Routine bei der Körperpflege auch nicht zwangsläufig eine Gewohnheit höherer sozialer Schichten. Lilly hatte regelmäßig einen renommierten Chirurgen als Kunden. Er war einfach nicht in der Lage, sich richtig abzutrocknen. Er hatte das offenbar nie gelernt und trocknete sich schon so lange schlecht ab, dass an ihm immer ein feuchtmuffiges Keller-Klima haftete. Lilly hätte bei ihm am liebsten Gummihandschuhe benützt.

Richtig Duschen wäre eigentlich einfach:

- Sie duschen ungefähr so, wie Sie es bisher gemacht haben, allenfalls etwas gründlicher.
- Wenn Sie damit fertig sind, ziehen Sie Ihre Vorhaut zurück und zwar nicht nur ein bisschen, sondern ganz.
- Dann seifen Sie Ihren ganzen Schwanz samt Ihren Eiern gründlich ein.
- Ebenso gründlich, wie Sie Ihren Schwanz eingeseift haben, spülen Sie ihn hinterher ab.
- Falls Sie das zum ersten Mal machen, kann es nicht schaden, wenn Sie den Vorgang ein bis zwei Mal wiederholen.
- Nein: Es kann nichts passieren. Weder Ihr Schwanz noch Ihre Eier werden davon abfallen. Sie kriegen auch keine Hautentzündung oder andere Krankheiten davon.

- Nein: Es stimmt nicht, dass Sie Ihr Eigengeruch maskulin und damit anziehend macht. Das ist einer Ihrer großen Irrtümer. Ihr Eigengeruch ist nicht maskulin und anziehend, schon gar nicht, wenn er sofort in die Nase steigt und ganz bestimmt nicht mehr, wenn Sie ihn schon selber wahrnehmen. Wenn Sie einen starken Eigengeruch haben, ist Duschen umso wichtiger. Wenn Sie zur Tür hereinkommen und bei uns gleich eine Erinnerung an unseren letzten Besuch in einem Zebragehege wecken, ist das alles andere als anregend.

- Nach dem Duschen nehmen Sie ein Handtuch und rubbeln sich damit ab, auch am Rücken und zwischen den Beinen.

Besonders wenn Sie wissen, dass Ihr Schwanz im Mittelpunkt eines nahenden Termins steht, sollten Sie dafür sorgen, dass er sauber ist. Doch irgendwie sehen Sie den Zusammenhang zwischen dem einen und dem anderen, zwischen Ihrer Körperpflege und unseren Dienstleistungen nicht.

Für Kolleginnen wie Mariella, die hauptsächlich am Unterleib ihrer Kunden arbeiten, ist es besonders schlimm. Wenn Mariella dann so einem Duschkünstler die Vorhaut zurückzieht, wäre das für eine junge Frau mit noch romantischen Vorstellungen von Männern manchmal ein Grund, schreiend wegzurennen. Denn es ist vielen von Ihnen noch nicht aufgefallen, was sich dort so alles ansammelt mit der Zeit.

Zur Körperpflege gehört auch die Rasur. Es geht zum Beispiel in Ordnung, wenn Sie Ihre Eier gelutscht kriegen wollen. Es gibt Prostituierte, die das anbieten. Aber unrasierte Eier? Glauben Sie, die hat Lust, hinterher ein Wollknäuel hochzuwürgen? Oder können Sie sich vorstellen, wie es ist, bei der Stellung »69« auf gelbgrüne und eingewachsen Zehennägel zu starren?

Sie tun sich selbst keinen Gefallen, wenn Sie ungepflegt bei uns erscheinen. Denn was bei all den anderen schlechten Manieren gilt, gilt hier noch ein bisschen mehr: Wenn Sie es richtig machen würden, wären wir viel besser motiviert. Dann würden Sie den Unterschied merken zwischen einer Frau, die nur Ihre Leistung bringt, und einer motivierten Frau.

Sie gehen auf die Schwachen los

In einem der Laufhäuser, in denen Mariella arbeitet, gibt es auch Lara. Die anderen nennen sie »die Schepperkiste«, weil sie so scheu und zaghaft ist. Lara kommt vom Land und niemand weiß genau, was sie dort erlebt hat, aber es dürfte nichts Gutes gewesen sein. Obwohl sie ein kräftiger, eher derber Typ ist, hat sie ständig Angst. Hebt jemand die Hand, zuckt sie zusammen und sie ist immer etwas blass um die Nase.

Eines Tages verschwand Lara. Das wäre nichts Besonderes gewesen. In Laufhäusern kommen und gehen die Prostituierten. Doch bei Lara war das etwas anderes. Bei ihr lag der Gedanke nahe, dass ihr etwas zugestoßen sein könnte. Mariella fragte herum. Niemand wusste Genaueres. »Wird schon nichts passiert sein«, sagten alle, doch niemand glaubte daran.

Nach vier Tagen tauchte Lara wieder auf. Sie war blasser als sonst und sie zuckte jetzt schon zusammen, wenn in ihrer Nähe nur jemand eine schnellere Bewegung machte. »Was ist passiert?«, fragte sie Mariella.

Ein Kunde hatte Lara in einer Erdgeschoßwohnung mit Gitterstäben vor den Fenstern festgehalten. Zwei Tage lang. Er hatte sie zu allen möglichen Dingen genötigt und als sie Einspruch erhob, hatte er sie nur ausgelacht. »Komm schon«, sagte er, »das macht dir doch auch Spaß.« Lara wehrte sich nicht. »Ich wusste ja nicht, ob er vielleicht gewalttätig ist«, sagte sie.

Nach zwei Tagen setzte der Mann sie vor die Tür. Die nächsten beiden Tage blieb sie zuhause, um sich zu erholen. Sie hätte sich gerne noch ein paar Tage länger erholt, aber das Geld ging ihr aus, denn der Kunde hatte ihr zum Schluss nicht nur die Bezahlung verweigert, sondern auch noch ihre Geldbörse geplündert.

»Und jetzt?«, sagte Mariella zu ihr.

Lara antwortete mit zittriger Stimme. »Ich bete, dass so etwas nie wieder passiert«, sagte sie.

»Beten?«, sagte Mariella. »Du musst zur Polizei.«

Es war kein Zufall, dass dieser Mann sich ausgerechnet Lara holte. Denn während alle möglichen Ihrer

Sinne allmählich zu verkümmern scheinen, haben Sie einen verfeinert: Den Sinn dafür, diejenigen unter uns zu erkennen, die sich alles gefallen lassen.

Das ist zugegebenermaßen ein drastisches Beispiel. Dieser Mann hat Taten begangen, die gemäß Strafgesetzbuch Freiheitsberaubung und Betrug heißen. Ich hoffe, Sie gehen nicht so weit, wie dieser Mann, aber wenn Sie spüren, dass eine Frau schwach ist, nützen das viele von Ihnen aus und es gibt eben immer Frauen, die gerade schwach sind, die gerade unglücklich mit sich selbst sind.

Wenn Sie so eine Frau suchen, halten Sie immer nach den gleichen Merkmalen Ausschau. Welche Frau wirkt am schüchternsten und am zerbrechlichsten? Welche hat einen Makel, unter dem sie vielleicht leidet? Welche hat kein Selbstbewusstsein?

Sie erkennen sie, als würden sie ein Post-it auf der Stirn tragen, auf dem steht: Mit mir kannst du machen, was du willst. Bei Lara war das sogar wie mit Leuchtbuchstaben auf der Stirn gestanden. Der Mann hatte gewusst, dass er weder mit Gegenwehr noch mit Konsequenzen zu rechnen hatte. Er hatte genau gewusst, dass er sich bei ihr nach Belieben von seiner schlechtesten Seite zeigen konnte.

Sie testen das schon bei Ihrem ersten Anruf aus. Wenn eine prompt jede Frage der Art »Bist du eine geile Schlampe« oder »Juckt deine Fotze« beantwortet, passt sie ins Profil.

Wenn Sie Mariella nach einem Foto von ihrer Muschi fragen, schickt sie Ihnen im besten Fall eines von ihrer Katze. Aber diese Frauen schicken Ihnen ein echtes und wenn Sie so eine suchen, wissen Sie dann, dass Sie richtig sind. Bei mir versuchen Sie es gar nicht, weil Sie spüren, dass ich mich nicht dafür eigne. Ich habe mich schon als junge Frau nicht für diese Rolle geeignet. Wenn ich nachdenklich und auch manchmal traumverloren dasaß, sagten Männer oft zu mir: »Du siehst so richtig böse drein, vor dir kann man ja Angst bekommen.« Früher war ich mit dieser Außenwirkung unglücklich, weil ich sie nicht einordnen konnte, heute danke ich meinem Schicksal dafür.

Bei Mariella versuchen Sie es auch nicht. Gut so. Denn wenn Sie es bei ihr versuchen, dann gnade Ihnen Gott.

Ich habe dieses Beispiel erzählt, um an einen Wert zu erinnern, der in unserer Gesellschaft einmal wichtig war: Die Ritterlichkeit der Männer. Mit Ritterlichkeit meine ich das Verantwortungsbewusstsein eines

Menschen gegenüber einer Person, die sich im Augenblick in einem Zustand der Schwäche befindet. Wie kann es eigentlich sein, dass solch eine wichtige Eigenschaft gänzlich in Vergessenheit geraten ist? Wenn Sie nur eine Erektion bekommen, wenn Sie mit einer schwachen Frau machen können, was Sie wollen, dann sind Sie reif für den Therapeuten oder für die Selbsthilfegruppe. Ich frage Sie also, meine Herren: Wo ist eigentlich Ihre Ritterlichkeit geblieben?

Wenn es uns zu bunt mit Ihnen wird, denken wir manchmal an Ihre armen Ehefrauen oder Lebenspartnerinnen, die sich vielleicht noch ein Leben lang mit Ihren Manieren herumschlagen müssen. Dann danken wir unserem Schicksal, dass wir den betreffenden Herrn nach einer Stunde wieder los sind.

Schlusswort

Wir Prostituierten haben ein Bild vom Verhältnis zwischen den Geschlechtern, das verzerrt sein mag. Unsere Dienstleistung reduziert dieses Verhältnis ja auf ein Geschäft und auch wenn am Ende jedes Geschäft einen Anteil Leben enthält, wäre es anmaßend, unsere Perspektive als die einzig wahre zu präsentieren.

Mariella und ich können nicht einmal für alle Prostituierten sprechen, denn wir sind als solche in einer privilegierten Situation. Wir tun, was wir tun, aus freien Stücken und aus eigener Überzeugung, wir tun es gerne und wir mögen unseren Beruf, unser Leben und uns selbst. Viele andere Prostituierte handeln unter äußeren oder inneren Zwängen und werden leicht zu Opfern einer Branche, die sehr grausam sein kann.

Trotzdem hatte ich nach dem Treffen im Café *Mozart* das Bedürfnis, meine Perspektive, ich kann auch sagen, Mariellas und meine Perspektive, zumindest als einen subjektiven Beitrag in der Diskussion über das Verhältnis zwischen den Geschlechtern anzubieten. Ich hatte diesen Wunsch als Frau, die sich einigermaßen schwer getan hat, zu einem Leben zu gelangen, das in seiner

Selbstbestimmtheit wohl nicht nur unter Prostituierten ein privilegiertes ist, sondern immer noch unter Frauen überhaupt.

Ich hatte diesen Wunsch vor allem deshalb, weil ich in manchen Momenten das Gefühl habe, dass in unserer Branche in Sachen Respekt der Männer vor den Frauen die Zeit nicht nur stillsteht, sondern seit einer Weile sogar in die falsche Richtung läuft. In solchen Momenten stellt sich mir immer diese Frage: Tun Männer bei uns in der Sex-Branche noch, was sie sich sonst nirgendwo mehr trauen, oder erlauben sie sich bei uns ein Verhalten, das sich in Zukunft auch im allgemeinen Umgang zwischen den Geschlechtern manifestieren wird?

Letzteres könnte bedeuten, dass auch die Gleichberechtigung in Gefahr ist. Vielleicht ist sie sogar immer in Gefahr, wenn Frauen anfangen, sie als selbstverständlich zu betrachten, und aufhören, jeden Tag aufs Neue um sie zu kämpfen. Ich werde es, mit meinen Mitteln, jedenfalls immer tun.

Karolina Leppert, Januar 2016

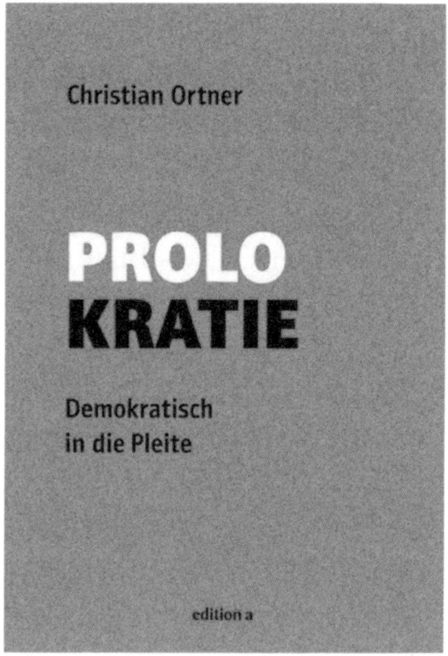
Christian Ortner
PROLO
KRATIE
Demokratisch
in die Pleite
edition a

Christian Ortner
Prolokratie

Sie ist ungebildet, unreflektiert, manipulierbar und von vordergründigen Bedürfnissen getrieben: jene Masse, an der sich Politiker aller Lager orientieren und die so bestimmt, wo es im Staat langgeht. Christian Ortner widmet sich mit pointierter Polemik den Folgen dieser Vorherrschaft der bildungsfernen, aber grundsicherungsaffinen Schichten, und gelangt zur Einsicht: Die Demokratie ist früher oder später zum Bankrott verurteilt, denn die Masse regiert den Staat in den Untergang.

ISBN 978-3-99001-047-1
96 Seiten, EUR 14,90